BEI GRIN MACHT SICH IHR WISSEN BEZAHLT

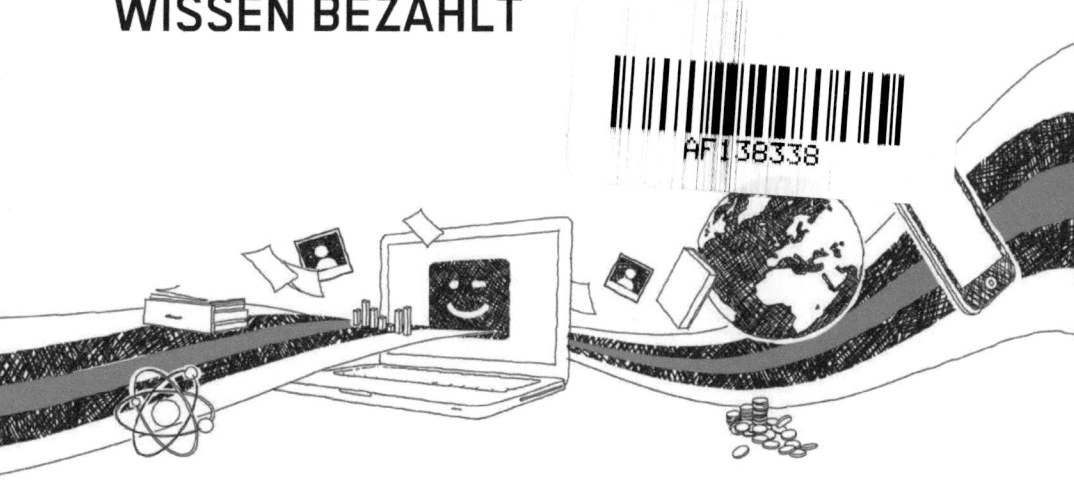

AF138338

- Wir veröffentlichen Ihre Hausarbeit,
  Bachelor- und Masterarbeit

- Ihr eigenes eBook und Buch -
  weltweit in allen wichtigen Shops

- Verdienen Sie an jedem Verkauf

Jetzt bei www.GRIN.com hochladen und kostenlos publizieren

GRIN ☺

Verbessert das Frühstück die kognitive Leistungsfähigkeit von Schülerinnen und Schülern?

Jana Deblitz

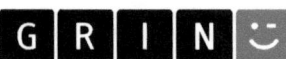

Bibliografische Information der Deutschen Nationalbibliothek:

Die Deutsche Nationalbibliothek verzeichnet diese Publikation in der Deutschen Nationalbibliografie; detaillierte bibliografische Daten sind im Internet über http://dnb.d-nb.de abrufbar.

ISBN: 9783346652256
Dieses Buch ist auch als E-Book erhältlich.

© GRIN Publishing GmbH
Nymphenburger Straße 86
80636 München

Druck und Bindung: Books on Demand GmbH, Norderstedt Germany
Gedruckt auf säurefreiem Papier aus verantwortungsvollen Quellen

Das vorliegende Werk wurde sorgfältig erarbeitet. Dennoch übernehmen Autoren und Verlag für die Richtigkeit von Angaben, Hinweisen, Links und Ratschlägen sowie eventuelle Druckfehler keine Haftung.

Das Buch bei GRIN: https://www.grin.com/document/1214659

Institut für Alltagskultur, Bewegung und Gesundheit

Alltagskultur und Gesundheit GS

Prüfungs- und Studienordnung 2015 Primarstufe

Bachelorarbeit

Thema: Verbessert der Verzehr von Frühstück die kognitive

Leistungsfähigkeit von Schülerinnen und Schülern?

Inhalt

Abbildungsverzeichnis

Abbildung 5 wurde aus urheberrechtlichen Gründen von der Redaktion entfernt.

Abkürzungsverzeichnis

Donald Studie	Dortmund Nutritional and Anthropometric Longitudinally Designed Study
EsKiMo	Ernährungsstudie als KiGGS-Modul
FKE	Forschungsinstitut für Kinderernährung
GI	Glykämischer Index
GL	Glykämische Last
HBSC	Health Behaviour in School-aged Children
kcal	Kilokalorie(n)
KiGGS	Studie zur Gesundheit von Kindern und Jugendlichen in Deutschland
OptimiX	Optimierte Mischkost
RTEC	(=ready-to-eat-cereal) verzehrfertige Frühstückszerealien
SuS	Schülerinnen und Schüler
WHO	Weltgesundheitsorganisation

1 Einleitung

„Morgens wie ein Kaiser, mittags wie ein König, abends wie ein Bettelmann" lautet die bekannte Ernährungsregel. Womit wird dieser Sonderstatus der ersten Mahlzeit begründet, welche Trends sind bezüglich des Frühstückverhaltens von Kindern und Jugendlichen zu erwarten und welchen Einfluss hat das Frühstück auf die kognitiven Leistungen der Schülerinnen und Schüler (SuS)? Die folgende Arbeit beschäftigt sich mit der zentralen Fragestellung „Verbessert der Verzehr von Frühstück die kognitive Leistungsfähigkeit von Schülerinnen und Schülern?" und versucht die vorangegangenen Fragen zu beantworten.

Das Frühstück wird häufig als wichtigste Mahlzeit des Tages bezeichnet (HBSC-Studienverbund Deutschland, 2015, S.1), da sie dafür sorgt, dass die über Nacht geleerten Energie- und Nährstoffspeicher wieder aufgefüllt und mit ihr 24 bis 26 Prozent der täglichen Energiezufur gedeckt werden (Alexy, U. & Kersting, M., 2011, S.71). Dies ist unter anderem für die Konzentration und die geistige Leistungsfähigkeit von Bedeutung, was sich langfristig gesehen auch auf verbesserte schulische Leistungen auswirken kann (HBSC-Studienverbund Deutschland, 2015, S.1). Das Frühstücksverhalten von Kindern und Jugendlichen hat sich im Laufe der Zeit geändert. Denn trotz der großen und wichtigen Bedeutung konnten Ergebnisse der DONALD-Studie von 1986 bis 2007 bestätigen, dass der Frühstücksverzehr mit dem Alter und auch mit der Zeit signifikant abnimmt (Alexy, U. & Kersting, M., 2011, S.72). Die regelmäßige Aufnahme eines vollwertigen Frühstücks kann jedoch positive kognitive, aber auch gesundheitliche Effekte erzielen.

Um darzustellen, auf welche Weise sich eine Frühstücksmahlzeit günstig auf die kognitive Leistungsfähigkeit der SuS auswirken kann, sollen zu Beginn dieser Arbeit Begriffe geklärt werden. Anschließend folgt ein Überblick über die Häufigkeit des Frühstücksverzehrs in Deutschland und insgesamt auf der Welt. Grundlage hierfür sind nationale und internationale Studienergebnisse einer Literaturrecherche zu den Frühstücksgewohnheiten von Kindern und Jugendlichen. Danach wird kurz darauf eingegangen, was in der Regel gefrühstückt wird und welche Qualität das Frühstück hat. Nach diesen allgemeinen Informationen sollen die Anforderungen und die Empfehlungen eines Frühstücks für Kinder im Schulalter aufgezeigt werden. Im

Anschluss wird der Einfluss der Ernährung auf das Gehirn erläutert, bevor dann auf Grundlage einer systematischen Literaturrecherche nationale und internationale Studienergebnisse im Zusammenhang mit Frühstück und kognitiver Leistungsfähigkeit dargestellt werden. Abschließend werden die Ergebnisse zu den Frühstücksgewohnheiten und deren Bedeutung für die kognitive Leistungsfähigkeit für Schulkinder kritisch diskutiert und hinsichtlich ihrer Aussagekraft bewertet.

Zielsetzung ist, das Frühstück hinsichtlich seiner vermuteten Wirkung auf das Gehirn und die damit verbundenen Denkleistungsprozesse, also die kognitive Leistungsfähigkeit, zu beurteilen und darüber hinaus einen Ausblick für weitere Forschungsarbeiten und das Potenzial für die Förderung eines regelmäßigen und vollwertigen Frühstücks für SuS zu geben.

2 Theoretischer Hintergrund

2.1 Definition Frühstück

Das Frühstück gehört neben dem Mittagessen und dem Abendessen zu den drei üblichen Mahlzeiten am Tag. Wie das Wort „früh" in Frühstück schon sagt, ist es die erste Mahlzeit des Tages, die in der Frühe eingenommen wird (Eichinger, L. M., 2018, S.367). Kulturelle, lokale und zeitliche Aspekte sorgen dafür, dass die Zusammensetzung des Frühstücks und der Zeitpunkt, wann es eingenommen wird, weltweit variieren. Aufgrund dessen ist es schwierig, eine einheitliche Definition für das Wort „Frühstück" zu finden. Eichinger beschreibt das Frühstück als den Anfang des Tages, also den Einstieg in eine geregelte Tagesordnung oder auch als das Beendigen des über die Nacht gewahrten Fastens. Letzteres spiegelt sich in dem englischen Wort *breakfast,* welches übersetzt für Frühstück steht, wider (Eichinger, L. M., 2018, S. 367-369). In wissenschaftlichen Studien legen die Wissenschaftler meist selbst fest, was sie unter Frühstück verstehen. Karatzi et al. beschreiben das Frühstück als etwas, das die Teilnehmer und Teilnehmerinnen der Studie unabhängig vom Ort innerhalb von zwei Stunden nach dem Aufstehen essen und / oder trinken. Am Wochenende zählt das, was vor 11:00 Uhr gegessen oder getrunken wird zum Frühstück (Karatzi et al., 2014, S. 2791-2792). Die Definitionen des Frühstücks als die erste Mahlzeit morgens am Tag (Widenhorn-Müller, K., Hille, K., Klenk, J. & Weiland, U., 2008, S.279-280) oder als die erste Mahlzeit am Tag, die

2

zwischen 6:00 und 9:00 Uhr gegessen wird (Dubois, L., Girard, M., Potvin Kent, M., Farmer, A. & Tatone-Tokuda, F., 2009, S.21), sind hingegen ungenauer.

Für wissenschaftliche Studien, die sich mit dem Thema Frühstück beschäftigen, ist es jedoch von besonderer Bedeutung eine einzige Definition festzulegen, damit Ergebnisse miteinander verglichen und eindeutige Rückschlüsse gezogen werden können (O'Neil et al., 2014, S.8-9). O'Neil et al. schlagen folgende Definition für Forschungszwecke vor:

„Breakfast is the first meal of the day that breaks the fast after the longest period of sleep and is consumed within 2 to 3 hours of waking; it is comprised of food or beverage from at least one food group, and may be consumed at any location" (O'Neil et al., 2014, S.9).

Die Definition lässt sich auf Personen, die morgens frühstücken, aber auch auf Personen, die zum Beispiel Schicht arbeiten oder tagsüber schlafen, übertragen.

2.2 Frühstücksgewohnheiten von Kindern und Jugendlichen in Deutschland

Das Frühstück gilt häufig als die wichtigste Mahlzeit des Tages. Ein regelmäßiges Frühstück hat einen positiven Einfluss auf die Ernährungsqualität, einen gesünderen Lebensstil im Allgemeinen, die kognitive Leistungsfähigkeit und somit auch auf den Erfolg in der Schule. Außerdem unterstützt ein häufiges Auslassen des Frühstücks die Entwicklung von Übergewicht (Kuntz u.a., 2017, S. 53). Das Ernährungsverhalten der Menschen hat sich in den letzten Jahren jedoch stark verändert, was trotz der vielen positiven Effekte auch Auswirkungen auf das Frühstücksverhalten hat. Die Tendenz, auf das Frühstück zu verzichten, steigt bei Kindern mit dem Alter an und vor allem unter der Woche wird das Frühstück immer häufiger ausgelassen (Zipp, A., 2016, S.15-16). Genannte Gründe und Einflussfaktoren für den Verzicht sind unter anderem Zeitmangel, Müdigkeit, kein Hungergefühl am Morgen, der sozioökonomische Status, das Elternverhalten und das weibliche Schönheitsideal. Um letzterem gerecht zu werden, verzichten überwiegend weibliche Personen auf eine morgendliche Mahlzeit (Alexy, U. & Kersting, M., 2011, S.71-75). Im Folgenden werden die Ergebnisse über die Frühstückshäufigkeit aus den wichtigsten Studien zum Ernährungsverhalten von Kindern und Jugendlichen in Deutschland aufgezeigt.

Die DONALD-Studie ist eine vom Forschungsinstitut für Kinderernährung Dortmund (FKE) seit 1985 betriebene Langzeituntersuchung, deren Ziel es ist, das Ernährungsverhalten und die körperliche und gesundheitliche Entwicklung von Säuglingen, Kindern und Jugendlichen zu untersuchen und zu beurteilen (Kersting, M., Alexy, U. & Rothmann, N., 2003, S.15).

Über den gesamten Studienzeitraum von 1986 bis heute ist ein positiver Zeit- und Alterstrend hin zum Frühstücksverzicht zu erkennen (vgl. Abbildung 1 und 2). Die Studie zeigt, dass die Probanden mit zunehmendem Alter immer weniger ein erstes Frühstück einnahmen. Anhand der Daten aus dem Untersuchungszeitraum von 2004 bis 2007 kann man sehen, dass 72,2% der 6- bis 12-Jährigen und 59,8% der 13- bis 18-Jährigen an drei aufeinanderfolgenden Tagen ein Frühstück einnahmen. Es zeigte sich außerdem, dass deutsche Kinder und Jugendliche am Wochenende seltener frühstückten als an Wochentagen (Alexy, U., Wicher, M., Kersting, M., 2010, S.1797).

Abbildung 1   Alterstrends beim Frühstück

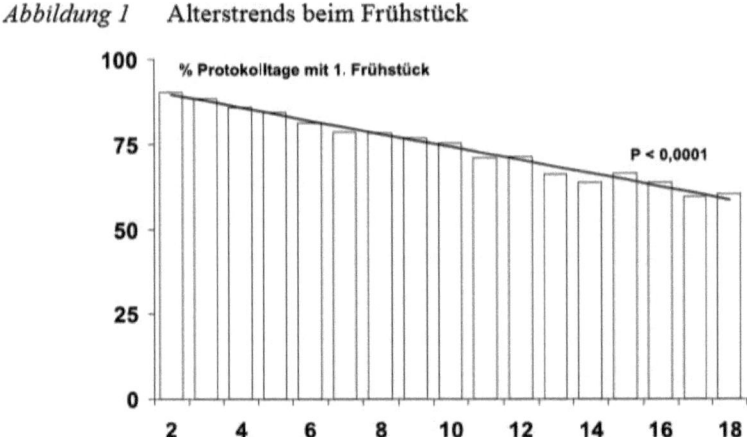

% Protokolltage mit Frühstück bei 1.081 Probanden der DONALD Studie (534 Jungen, 547 Mädchen) im Alter von zwei bis 18 Jahren (7.800 Wiege-Protokolle, 23.400 Protokolltage), 1986 bis 2007.

Abbildung 2   Zeittrends beim Frühstück

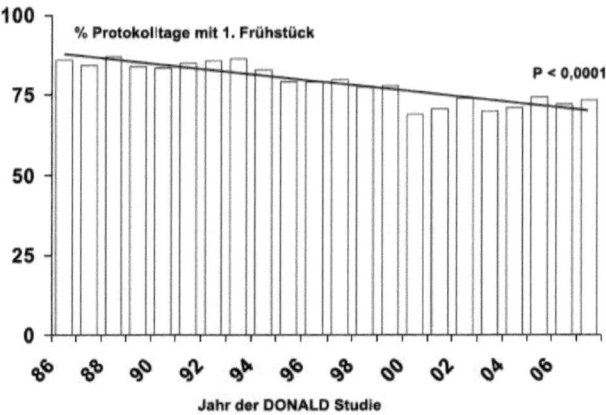

% Protokolltage mit Frühstück bei 1.081 Probanden der DONALD Studie (534 Jungen, 547 Mädchen) im Alter von zwei bis 18 Jahren (7.800 Wiege-Protokolle, 23.400 Protokolltage), 1986 bis 2007.

Abbildung 1 und 2: positiver Zeit- und Alterstrend hin zum Frühstücksverzicht und negativer Trend bezüglich der Frühstückshäufigkeit; aus: Alexy, U. & Kersting, M., 2011, S.73

Die HBSC Studie ist eine internationale Studie, gefördert von der Weltgesundheitsorganisation (WHO), mit dem Ziel den Gesundheitsstatus von Jugendlichen in Bezug auf Ernährungsverhalten, Freizeitverhalten und Ernährungsgewohnheiten zu erforschen (Zipp, A., 2016, S.19). Sie erhob im Jahr 2013/2014 ebenfalls Daten zur Frühstückshäufigkeit von Kindern und Jugendlichen. Es wurden circa 6000 Jugendliche im Alter von 11, 13 und 15 Jahren befragt (HBSC-Studienverbund Deutschland, 2015, S.3). Unter der Woche frühstücken täglich 65,4% der deutschen Kinder und Jugendlichen, 20,4% nehmen aber nie eine erste Mahlzeit zu sich. Die Häufigkeit des Frühstücks zeigt deutliche Alters- und Geschlechterunterschiede (vgl. Abbildung 3). Wie in der DONALD-Studie verringert sich der Anteil der Jungen und Mädchen, die täglich frühstücken mit zunehmendem Alter (HBSC-Studienverbund Deutschland, 2015, S.1-3). Mädchen frühstücken außerdem seltener als Jungen. In den 9. Klassen verzichten ein Viertel der Mädchen auf das Frühstück (Zipp, A., 2016, S.20). Die Jugendgesundheitsstudie bestätigt außerdem den Einfluss des sozioökonomischen Status auf das Frühstücksverhalten: Je höher der familiäre Wohlstand, desto häufiger wird an Schultagen täglich gefrühstückt und ebenso bei Jugendlichen ohne Migrationshintergrund (HBSC-Studienverbund Deutschland, 2015, S.1).

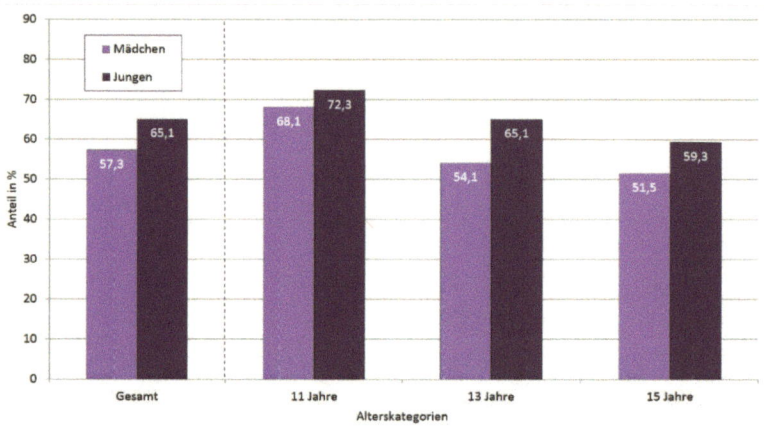

Abbildung 3: Tägliches Frühstücksverhalten von Jugendlichen an Schultagen nach Alter und Geschlecht; aus: HBSC-Studienverbund Deutschland, 2015, S.2

Das Robert-Koch-Institut (RKI) führte von 2003-2006 die erste bundesweite repräsentative Studie zur Gesundheit von Kindern und Jugendlichen in Deutschland durch: den Kinder-und Jugendgesundheitssurvey (KiGGS) (Herzing, M., 2011, S.37). Mit dem Ziel die körperliche, psychische und soziale Gesundheit von Kindern und Jugendlichen umfassend zu beschreiben, fand die erste Basiserhebung mit 17.000 Teilnehmern im Alter von 0-17 Jahren statt (Schmitz u.a., 2014, S.4-5). Bei der Ernährungsstudie als KiGGS-Modul (EsKiMo) handelt es sich um ein Zusatzmodul von KiGGS (Mensink et al., 2007, S.4).

Zur Frühstückshäufigkeit ging aus der KiGGS-Studie hervor, dass insgesamt rund zwei Drittel der Schülerinnen (65,7%) und Schüler (70,3%) an Schultagen täglich zu Hause frühstücken (Kuntz u.a., 2017, S.55). 77,1% der 7-bis 10-Jährigen und nur noch 53,0% bei den 14- bis 17-Jährigen frühstücken täglich zu Hause (Schmitz u.a., 2014, S.34). Ähnlich wie bei den anderen Studien zeigen auch hier die Ergebnisse, dass der Anteil der Kinder und Jugendlichen, die an Wochentagen täglich zu Hause frühstücken mit zunehmendem Alter abnimmt. Im Hinblick auf die

Geschlechterunterschiede gibt es auch hier einen Unterschied: Jungen frühstücken etwas häufiger zu Hause als Mädchen (70,3% vs. 65,7%) (Kuntz u.a., 2017, S.56).

Es wurden auch in anderen Ländern Studien zur Häufigkeit des Frühstückverzehrs durchgeführt. Unter anderem erhob die HBSC-Studie 2013/2014 nicht nur in Deutschland, sondern auch in 42 weiteren Ländern und Nordamerika, Daten zur Häufigkeit des Frühstücks. Die internationale Studie bestätigt ebenfalls wie die deutschen Studien, dass die Häufigkeit der Einnahme eines Frühstücks mit zunehmendem Alter abnimmt. Der Anteil der Jugendlichen, die jeden Tag der Woche frühstückten, sank von 71% bei den 11-Jährigen auf 57% bei den 15-Jährigen. In allen EU-Ländern und den USA gehen mehr Mädchen als Jungen ohne Frühstück aus dem Haus. Außerdem gibt es Unterschiede in Bezug auf das Frühstücken zwischen den Ländern. In Portugal ist der Anteil der Kinder und Jugendlichen, die täglich frühstücken am höchsten. Deutschland befindet sich im internationalen Vergleich im unteren Mittelfeld. Das Schlusslicht bilden mit dem niedrigsten Anteil eines täglichen Frühstücksverzehrs die USA und einige südosteuropäische Länder (WHO, 2016, S.1-3).

2.3 Frühstückszusammensetzung und Frühstücksqualität

Ergebnisse der DONALD-Studie ergaben, dass Kinder und Jugendliche in Deutschland vorwiegend Brotmahlzeiten verzehrten (62%). An zweiter Stelle folgten Zerealien mit 21%. Bei dem kleinsten Anteil mit nur 1% bestand die erste Mahlzeit aus nur einem Getränk. Rund ein Viertel (24%) der Brot- oder Zerealien-Frühstücksmahlzeiten enthielten zusätzlich Obst oder Gemüse und Milchprodukte (Alexy, U., Wicher, M. & Kersting, M., 2010, S.1798). Dies entspricht den Kriterien für ein qualitativ hochwertiges Frühstück, welches aus den folgenden drei Komponenten besteht: Vollkorn- oder Getreideprodukte, Gemüse/Obst oder Saft und fettfreie/fettarme Milchprodukte (Alexy, U., Wicher, M. & Kersting, M., 2010, S. 1795). Die Auswertung der DONALD-Studie zeigt außerdem einen leichten Trend weg vom Butterbrot und hin zu Frühstückszerealien. Dieser Trend hat sich im Laufe der letzten Jahre entwickelt und ist auch in zunehmendem Alter zu beobachten. Der Anteil der Kinder und Jugendlichen, die Frühstückszerealien zum Frühstück verzehren, verdoppelt sich von zehn Prozent bei den Zweijährigen auf 20 Prozent bei den 18-

Jährigen. Die Menge von Obst und Gemüse, die zum Frühstück verzehrt wird ist gering und macht nur 11% des gesamten Frühstücks aus (Alexy, U., Wicher, M. & Kersting, M., 2010, S. 1798). Die Zusammensetzung des Frühstücks variiert international. Kinder und Jugendliche in den USA frühstücken nicht nur Brot oder Zerealien, sondern häufig auch Eier oder Fleisch. In Asien gehören Suppen, Reis und Fisch zu einem typischen Frühstück dazu und in England sind Würstchen, Bohnen und Speck auf dem Frühstückstisch zu finden (Zipp, A, 2016, S.34).

2.4 Frühstücksempfehlungen für Kinder im Schulalter nach OptimiX

Das vom FKE entwickelte Konzept der Optimierten Mischkost, kurz optimiX, gibt lebensmittel- und mahlzeitenbezogene Ernährungsempfehlungen für Kinder und Jugendliche in Deutschland. Das Ernährungskonzept basiert auf den aktuellen nährstoffbezogenen und präventivmedizinischen Empfehlungen der Wissenschaft, berücksichtigt dabei aber auch landestypische Ernährungsgewohnheiten und gibt verständliche und praktische Empfehlungen (Kersting, M., Alexy, U., Kroke, A. & Lentze, M. J., 2003, S.215). Das Konzept von optimiX sieht in der Mahlzeitenstruktur ein erstes und ein zweites Frühstück vor (Kersting, M., Alexy, U. & Rothmann, N., 2003, S.73). Die Hauptmahlzeiten sollen jeweils einen Anteil von 25 % und die Zwischenmahlzeiten jeweils circa 12,5% der täglichen Energiezufuhr ausmachen (Kersting, M., 2009, S.35-36). Mit mehr als einem Drittel des täglichen Gesamtbedarfs wird die zentrale Bedeutung des ersten und zweiten Frühstücks für Kinder und Jugendliche deutlich. Auch Müller et al. empfehlen nicht nur einmal zu frühstücken, sondern am Morgen noch eine zweite Mahlzeit, das Schulfrühstück, einzunehmen (Müller et al., 2009, S. 498). Durch die Einnahme eines zweiten Frühstücks wird die Verdauung weniger belastet, der Blutzuckerspiegel kann im Verlauf des Vormittags konstant gehalten werden und durch die regelmäßige Mahlzeiteneinnahme kommt es nicht zu Schwankungen der Leistungsfähigkeit (Zipp, A., 2016, S.33). Das erste Frühstück stellt eine Hauptmahlzeit dar und sollte vorwiegend aus Brot und Getreideflocken, Milch und Milchprodukten sowie Obst oder Gemüse bestehen. Beispiele hierfür könnten ein belegtes Brot mit Käse oder Wurst, dazu ein Glas Milch und ein Apfel oder ein Müsli aus Joghurt, Obst und Getreideflocken sein. Das zweite Frühstück zählt zu den Zwischenmahlzeiten und fällt kleiner aus. Es besteht aus Obst oder Gemüse und es können außerdem Brot und in geringeren Mengen Süßigkeiten oder Kuchen verzehrt werden. Ein möglichst energiefreies Getränk vervollständigt laut der Empfehlung von optimiX sowohl das erste als auch das zweite Frühstück (Alexy, U., Clausen, K. & Kersting, M., 2009, S.172). Die DGE Empfehlungen für ein ausgewogenes Frühstück stimmen mit den Vorgaben von optimiX überein. Laut DGE sollte der Tag mit einem ausgewogenen Frühstück zu Hause beginnen und es ist empfehlenswert ein zweites Frühstück in der Schule einzunehmen. Die beiden Frühstücksmahlzeiten sollten sich außerdem ergänzen. Bei Kindern und Jugendlichen, die morgens nicht so einen großen Hunger haben, besteht die Notwendigkeit dafür ein energiereicheres zweites Frühstück zu sich nehmen, um die erste unvollständige Frühstücksmahlzeit auszugleichen. Die DGE nennt außerdem auch Getreide und Milchprodukte, frisches Obst und Gemüse sowie ein Getränk wie Wasser, Früchte- oder Kräutertee als Komponenten, die zu einem ausgewogenen Frühstück gehören (DGE, 2014, S.1). Generell ist es vor allem für Kinder wichtig, regelmäßige Mahlzeiten einzuhalten, da sie den ganzen Tag über einen regelmäßigen Nachschub an Energie und Nährstoffen benötigen.

2.5 Definition kognitive Leistungsfähigkeit

Der Begriff „Kognition" kommt von dem lateinischen Wort „cognoscere" und bedeutet übersetzt Erkennen, Wahrnehmen oder Wissen. Der Ausdruck Kognition umfasst also alle inneren Strukturen und Prozesse, die mit der menschlichen Informationsaufnahme, Informationsverarbeitung und Informationsspeicherung zusammenhängen. Zu den grundlegenden kognitiven Leistungen zählen Funktionen wie Aufmerksamkeit, Wachsamkeit, Wahrnehmung, Problemlösung, Entscheidungsfindung, Gedächtnisleistung und Denken, sprachliche Fertigkeiten, aber auch die Intelligenz (Artelt, C. & Wirth, J., 2014, S.168). Unter Intelligenz versteht man die Fähigkeit eines Menschen, sich an neue Bedingungen anzupassen und neue Probleme zu lösen, indem er fähig ist, sich auf die jeweiligen Erfordernisse der Umgebung einzustellen und aus eigenen Erfahrungen zu lernen (Gruber, H. & Stamouli, E., 2015, S.29). Auch Motivation und Emotion sind Faktoren, die die kognitive Leistungsfähigkeit beeinflussen. Für kognitive Leistungsfähigkeit werden oftmals auch die Begriffe geistige Leistungsfähigkeit oder mentale Leistungsfähigkeit verwendet. Eng mit dem Denken verbunden ist das Gedächtnis als System, mit dem Informationen sowohl verarbeitet als auch gespeichert werden. Gespeicherte

Informationen oder bereits Gelerntes können dann später abgerufen, genutzt und auf neue Situationen angewendet werden (Artelt, C. & Wirth, J., 2014, S.169). Das Gedächtnis wird in die drei Bereiche sensorisches Register, auch Ultrakurzzeitgedächtnis genannt, Arbeits-(Kurzzeitgedächtnis) und Langzeitgedächtnis unterteilt (Eissing, G., 2011, S.22). Im Arbeitsgedächtnis finden die zentralen Verarbeitungsprozesse statt: Informationen werden verarbeitet und verknüpft, es dient also als Arbeitsplattform für geistige Aufgaben (Artelt, C. & Wirth,J., 2014, S.171-172). Die Verarbeitungskapazität des Arbeitsgedächtnisses spielt eine wichtige Rolle bei kognitiven Fähigkeiten, sie prägt also die Intelligenz eines Menschen, da sie für das Lösen von Problemen und für schlussfolgerndes Denken entscheidend ist. Somit hat das Arbeitsgedächtnis einen starken Einfluss auf die schulischen Leistungen (Eissing, G., 2011, S.22).

2.6   Einfluss der Ernährung auf das Gehirn

Laut Eissing verbraucht das Gehirn, obwohl es nur ca. 2-3% der gesamten Körpermasse ausmacht, rund 20% der zur Verfügung stehenden Energie. Das bedeutet, dass der Energieumsatz im Gehirn gewichtsbezogen etwa zehnmal so hoch wie der des restlichen Körpers ist (Eissing, 2011, S.22). Glukose, auch Traubenzucker genannt, ist ein Kohlenhydrat und dient als vorwiegende Energiequelle für das Gehirn. Dieser Zucker muss permanent über die Blutbahn ins Gehirn transportiert werden, denn aufgrund der kleinen Glykosespeicher im Gehirn kann dieses keine Vorräte für Kohlenhydrate anlegen. Wenn der Blutzuckerspiegel sinkt, wirkt sich das negativ auf die Konzentrationsfähigkeit und die kognitive Leistungsfähigkeit aus, da das Gehirn bei Energieengpässen zuallererst für die Aufrechterhaltung der Grundfunktionen sorgt (Kiefer et al., 2007, S.38-39). Dies verdeutlicht die enorme Bedeutung der Ernährung für die Funktionsfähigkeit des Gehirns. Aus ernährungsphysiologischer Sicht kommt deshalb vor allem dem Frühstück eine besondere Bedeutung zu, da durch diese Mahlzeit die über Nacht geleerten Nährstoff- und Energiespeicher wieder aufgefüllt werden (Alexy, U. & Kersting, M., 2011, S.71). Durch die Einnahme eines Frühstücks wird die Blutzuckerversorgung des Gehirns wieder garantiert und die optimale Leistungsfähigkeit kann erreicht werden. Ein ausgewogenes Frühstück ist für Kinder und Jugendliche also unerlässlich, um die leeren Speicher wieder aufzufüllen und somit Energie für körperliche und geistige Aktivitäten bereitzustellen (Kircher, J. & Kohlenberg-Müller, K., 2012, S.312-313).

2.7 Glykämischer Index und Glykämische Last

Der Glykämische Index, abgekürzt GI, wird eingesetzt, um die Qualität von Lebensmitteln und den darin enthaltenen Kohlenhydraten zu bestimmen. Als Maßeinheit gibt er die Höhe des Blutglukosespiegels und die daraus folgende Insulinausschüttung nach Zufuhr von 50 Gramm verwertbaren Kohlenhydraten aus einem Lebensmittel an. Der GI beschreibt also die Wirkung eines kohlenhydrathaltigen Nahrungsmittels auf den Blutzuckerspiegel. Je höher der GI eines Lebensmittels ist, desto mehr Insulin wird vom Körper nach dem Verzehr ausgeschüttet und desto steiler steigt der Blutzuckerspiegel an. Lebensmittel mit einem geringen GI sind empfehlenswert, da durch sie der Blutzuckerspiegel nur langsam ansteigt und auch auf einem konstanten Level gehalten wird. Nach dem Verzehr von Lebensmitteln mit einem hohen GI steigt der Blutzuckerspiegel zwar sofort an und dem Körper wird schnell Energie zugeführt, jedoch nicht von langer Dauer. Nach dem raschen Anstieg sinkt der Blutzuckerspiegel nach nicht mehr als 30 Minuten wieder schlagartig ab, ebenso die Leistungsfähigkeit und der Körper benötigt schnell neue Energie. Um den Blutzuckerspiegel und somit auch die Leistungsfähigkeit von Kindern und Jugendlichen konstant zu halten, werden Lebensmittel mit einem geringen GI zum Frühstück empfohlen. Der Wert des GI wird in Prozent angegeben. Das Bewertungssystem liegt zwischen 1 und 100, wobei der Referenzwert von reiner Glukose bei 100 liegt. Ein hoher GI-Wert beginnt ab ≥70, ein Wert zwischen 56 und 69 wird als mittel und ein GI-Wert von ≤55 als niedrig eingestuft. Empfohlene Lebensmittel mit einem niedrigen GI sind beispielsweise Äpfel, Birnen, Karotten, Weintrauben, Haferflocken und Milch. Im Gegensatz dazu haben Cornflakes und Weißbrot einen hohen GI (Zipp, A., 2016, S.37-38). Neben der Qualität der Kohlenhydrate ist auch die mit einem Lebensmittel zugeführte Menge an Kohlenhydraten entscheidend für den Anstieg des Blutzuckerspiegels. Hierfür wird als weiteres Maß die Glykämische Last, kurz GL, verwendet. Die GL berechnet sich durch das Produkt des GI und der Kohlenhydratmenge. Ebenfalls wie beim GI sind Lebensmittel mit einer niedrigen GL empfehlenswert, um den Blutzucker- und damit den Insulinspiegel auf einem niedrigen und gleichmäßigen Niveau zu halten (Micha, R., Rogers, P.J. & Nelson, M., 2011, S. 1553).

3 Ergebnisse vorliegender Studien zum Zusammenhang des Frühstücksverzehrs und der kognitiven Leistungsfähigkeit

Obwohl die morgendliche Mahlzeit oft als die wichtigste Mahlzeit des Tages bezeichnet wird, lassen vor allem junge Menschen das Frühstück häufiger als jede andere Mahlzeit am Tag ausfallen. In Europa und den USA frühstücken 10-30% der Kinder und Jugendlichen nicht mehr regelmäßig und verzichten auf die erste Mahlzeit (Kircher, J. & Kohlenberg-Müller, K., 2012, S.312). Die Zahlen schwanken zwar je nach Studiendesign und Nation, aber die zunehmende Tendenz auf das Frühstück zu verzichten, ist unverkennbar. Das regelmäßige Auslassen des Frühstücks kann sich negativ auf die körperliche und die geistige Gesundheit auswirken. Im Folgenden werden wichtige Studien mit dem Schwerpunkt der Beeinflussung des Frühstücks auf die kognitive Leistungsfähigkeit von Kindern und Jugendlichen dargestellt. Hauptsächlich in den USA und in Großbritannien wurden zahlreiche Untersuchungen zum Einfluss eines Frühstücks auf die kognitive Leistungsfähigkeit von Kindern und Jugendlichen durchgeführt. In Deutschland hingegen gibt es nur wenige empirische Studien über den Zusammenhang von Frühstücksverzehr und kognitiver Leistungsfähigkeit.

Vorgehen

Die folgenden Ausführungen beziehen sich auf verschiedene Übersichtstudien (Rampersaud et al. 2005; Hoyland et al. 2009; Terschlüsen et al. 2010; Adolphus et al. 2013/2016), sowie einzelne nationale (Widenhorn-Müller et al. 2008; Eissing 2011; Zipp & Eissing 2018) und internationale (Lien 2007; Benton & Jarvis 2009; Cooper et al. 2011/2012; Micha et al. 2011; Pivik et al. 2012; Wesnes et al. 2012) Studien, die das Frühstück in Bezug auf die kognitive Leistungsfähigkeit von Kindern und Jugendlichen im Schulalter untersuchen. Es wurde eine systematische Literaturrecherche über den Online-Katalog der Hochschulbibliothek Freiburg, verschiedene internationale Datenbanken wie PubMed, Livivo, The Cochraine Library, ScienceDirect, SpringerLink und Web of Science und der elektronischen Zeitschrift „Ernährungs Umschschau" durchgeführt, um potenzielle Literatur zu finden. Die passende Literatur wurde unter verschiedenen Stichwortkombinationen von „Frühstück", „Kinder", „Jugendliche", „Kognition", „kognitive/geistige

Leistungsfähigkeit" bzw. „breakfast", „children", „adolescents", „cognition", „behavior", „academic performance" und vielen mehr gefunden.

Allgemeines

Weltweit wurden seit 1976 bis heute 81 Studien zur Einflussnahme eines Frühstücks auf die kognitive Leistungsfähigkeit von Kindern und Jugendlichen durchgeführt. Die USA tragen mit 25 Studien, gefolgt von Großbritannien mit 14 Studien den größten Forschungsanteil (Zipp, A., 2016, S.79). In Deutschland befassten sich Wissenschaftler erst in den letzten zehn Jahren mit der Thematik (Zipp, A., 2016, S.99). Bei den bisher durchgeführten Studien werden zwei Untersuchungsansätze unterschieden: die Kurzzeitstudien und die Langzeit- bzw. Evaluationsstudien. Die Kurzzeitstudien, die in der Regel nicht mehr als 24 Stunden dauern, untersuchen den unmittelbaren Zusammenhang des Frühstücksverzehrs und der kognitiven Leistungsfähigkeit mithilfe von verschiedenen standardisierten Tests, die unterschiedliche kognitive Fähigkeiten messen. Bei Kurzzeitstudien mit quasi-experimentellem Design werden mögliche Einflussfaktoren wie Einnahmezeit und Nährstoffzusammensetzung des Frühstücks oder die Dauer der Schlafenszeit und somit des nächtlichen Fastens nicht kontrolliert. Bei diesen Studien mit experimentellem Design erhalten die Probanden ein einheitliches Frühstück, damit möglichst viele beeinflussende Faktoren ausgeschlossen werden können. Langzeitstudien hingegen dauern über einen längeren Zeitraum von mehreren Wochen bis Jahren und untersuchen den Einfluss von einem meist kostenlosen Schulfrühstück auf die schulischen Leistungen und die Anwesenheit der SuS in der Schule. Bei den Langzeitstudien handelt es sich um Feld- oder Beobachtungsstudien, das heißt das Frühstücksverhalten der Kinder und Jugendlichen wurde erfasst und die schulischen Leistungen wurden aufgenommen. Bis auf den Ernährungsstatus oder alltägliche Ernährungsgewohnheiten der Probanden fließen keine weiteren Faktoren mit ein (Zipp, A., 2016, S.77). Die am häufigsten verwendeten Tests zur Messung der unterschiedlichen Bereiche der Kognition sind folgende: der Digit Span Test, bei dem unterschiedlich lange vorgegebene Ziffernfolgen nachgesprochen werden und der das auditive Kurzzeitgedächtnis misst, der Choice Reaction Time Test, welcher durch möglichst schnelles Erkennen kombinierter verschiedener auditiver Reize die motorische und Wahlreaktionszeit misst und der Continuous Performance Test. Dieser misst durch möglichst schnelles Erkennen visueller Reize die Reaktionszeit und die Aufmerksamkeit (Terschlüsen, A.M., Müller, K., Williger, K. & Kersting, M., 2010, S.302-303).

Zur Hypothese, dass der Verzehr eines Frühstücks die kognitive Leistungsfähigkeit von Kindern und Jugendlichen im Schulalter verbessert, liefern die Studien keine präzise Antwort, da die Ergebnisse nicht einheitlich sind. Der Großteil der Untersucher stellte jedoch einen positiven Einfluss des Frühstücks auf die kognitive Leistungsfähigkeit fest, einige einen positiven als auch negativen und andere stellten keinen Unterschied fest. Es gibt jedoch keine Studie, die einen rein negativen Einfluss des Frühstücksverzehrs auf die kognitive Leistungsfähigkeit beobachten konnte.

Vorgehen in den Übersichtsarbeiten

Verschiedene Wissenschaftler fertigten Übersichtsarbeiten zu den bestehenden Studien im Hinblick auf den Einfluss von Frühstück auf verschiedene Schwerpunkte, die die kognitive Leistungsfähigkeit beeinflussen, an. Sowohl Terschlüsen et al., Hoyland et al., Rampersaud et al. als auch Adolphus et al. führten für die Erstellung ihrer Übersichtsarbeiten eine systematische Literaturrecherche in verschiedenen internationalen Datenbanken mit dem Ziel der Überprüfung der These, inwieweit der Frühstücksverzehr die kognitive Leistungsfähigkeit beeinflusst, durch (vgl. Terschlüsen et al., 2010, S. 302; Hoyland, A., Dye, L. & Lawton, C.L., 2009, S. 221, Rampersaud et al., 2005, S. 744; Adolphus, K., Lawton, C.L., Champ, C.L. & Dye, L., 2016, S. 591). Bei Terschlüsen et al. erfüllten 17 Studien die gestellten Kriterien. Zu den Kriterien gehörten, dass die Studien in dem Zeitraum von 2000 bis 2009 veröffentlicht wurden und die Probanden jünger als 20 Jahre waren. Das Forschungsdesign der ausgewählten Studien sollte (quasi-)experimentelle Untersuchungen sein. Bis auf Unterernährung gab es bei dem Ernährungsstatus der ausgewählten Studien keine Besonderheiten (Terschlüsen et al., 2010, S.302). Hoyland et al. nahmen insgesamt 45 Studien, die zu der Thematik einer Einflussnahme des Frühstücks auf die kognitive Leistungsfähigkeit passten, in ihre Übersichtsarbeit auf. Der Veröffentlichungszeitraum der Studien reicht von 1950-2008. Weitere Kriterien waren, dass die Probanden der Studien zwischen vier und 18 Jahre alt waren (Hoyland et al, 2009, S. 220-22). Auch Adolphus et al. nahmen wie Hoyland et al. 45 Studien in ihre Übersichtsarbeit auf, mit demselben

14

Einschlusskriterium, dass die Probanden der Studien zwischen 4 und 18 Jahre alt waren (Adolphus et al, 2016, S. 591). Rampersaud et al. erstellten eine Übersicht von Studien, die den Verzehr von Frühstück auf verschiedene Faktoren untersuchten. 22 der ausgewählten Studien, die von Rampersaud et al. aufgenommen wurden, beschäftigen sich mit der Einflussnahme des Frühstücks auf die kognitive Leistungsfähigkeit (Rampersaud et al., 2005, S.744). Alle Studien, die die Einflussnahme eines Frühstücks auf die kognitive Leistungsfähigkeit von Kindern und Jugendlichen untersuchten, wurden in den Übersichtsarbeiten nach unterschiedlichen Kriterien geordnet. Sowohl Hoyland et al. (2009, S. 222) als auch Adolphus et al. (2016, S. 591) unterscheiden grundlegend zwischen Evaluationsstudien, die über einen längeren Zeitraum die Einführung von Schulfrühstücksprogrammen in Verbindung mit möglichen Veränderungen der schulischen Leistungen beobachteten und Studien, die den unmittelbaren Zusammenhang eines Frühstücks auf die kognitiven Leistungen untersuchten. Diese unterteilten Hoyland et al. (2009, S.222) in folgende Kategorien: Studien, die die allgemeine Einnahme eines Frühstücks mit keiner Einnahme untersuchten, die Effekte bei gut ernährten im Vergleich zu schlecht ernährten Kindern und der Vergleich von verschiedenen Frühstückszusammensetzungen. Auch Terschlüsen et al. (2010, S. 302-306) fassten die Studien in ihrer Übersichtsarbeit bezüglich des Untersuchungsmerkmals zusammen. Untersuchungen, die die kognitive Leistungsfähigkeit mit und ohne Frühstücksverzehr, die Bedeutung der Nährstoffe, den Ernährungsstatus und Einflussfaktoren wie Alter und Geschlecht untersuchten, wurden zusammengefasst und verglichen. In der Übersichtsarbeit von Adolphus et al. (2016, S. 592-607) wurden Studien zur Einflussnahme eines Frühstücks bezüglich der Aufmerksamkeitsleistung, der Gedächtnisleistung, der motorischen Funktionen, der allgemeinen geistigen Funktionen und der sprachlichen Fertigkeiten unter einem Gesichtspunkt zusammengefasst. Rampersaud et al. (2005, S. 752) hingegen fassten in seiner Übersichtsarbeit nur die Ergebnisse der Untersuchungen zusammen.

Im Folgenden werden die gesammelten Erkenntnisse der Übersichtsarbeiten sowie Ergebnisse aus anderen ausgewählten nationalen und internationalen Studien zum Zusammenhang von Frühstückseinnahme und kognitiver Leistungsfähigkeit herangeführt.

Evaluationsstudien

Bei Hoyland et al. (2009, S. 222) gehören 13 und bei Adolphus et al. (2016, S. 591) elf der insgesamt 45 Studien zu solchen, die die langfristigen Auswirkungen von Schulfrühstücksprogrammen auf die kognitive Leistungsfähigkeit von Kindern und Jugendlichen untersuchten. Die Ergebnisse der Evaluationsstudien zu den weltweiten Schulfrühstücksprogrammen zeigten positive Effekte auf bestimmte schulische Leistungen sowie die Anwesenheitsrate der Schülerinnen und Schüler. Sieben der Studien wurden in den USA an Schulen mit Kindern, die einen niedrigeren sozioökonomischen Status haben, durchgeführt. Außerdem wurde eine Evaluationsstudie in Großbritannien und die restlichen in Südamerika, Südafrika und Jamaika durchgeführt. Die Dauer der Evaluationsstudien reichte von vier Wochen bis hin zu drei Jahren, wobei die meisten Studien zu den Schulfrühstücksprogrammen in einem Zeitraum von sechs bis zwölf Wochen stattgefunden haben. Das Forschungsdesign der Evaluationsstudien war überwiegend der Vergleich von einer Interventionsgruppe, die ein Schulfrühstück erhalten hat, mit einer Kontrollgruppe, die kein Schulfrühstück erhalten hat. Die Messungen wurden mithilfe von verschiedenen kognitiven Tests durchgeführt. Wenn man die Ergebnisse aller Studien vergleicht, zeigten diese vor allem eine Verbesserung der mathematischen Leistungen und der Rechenleistungen von den SuS, die am Frühstücksprogramm teilnahmen (Hoyland et al., 2009, S.232-237). Wahlstrom & Begalle (1999) stellten in ihrer Langzeitstudie sowohl verbesserte Leistungen im Rechnen, als auch im Lesen, bei der Gruppe, die ein Schulfrühstück erhalten hat, fest (Adolphus, K., Lawton, C.L. & Dye, L., 2013, S. 22). Jacoby et al. (1996) erhoben in Peru Daten von Kindern mit niedrigem Sozialstatus. Die Interventionsgruppe zeigte eine Verbesserung der Leistungen bei Vokabeltests von unterernährten Kindern. Keinen solchen Effekt zeigten Kinder, die normalgewichtig und gut ernährt waren (Adolphus et a., 2013, S.22). Generell stellten fast alle Studien durch die Bereitstellung eines Schulfrühstücks bei den SuS eine Verbesserung der Anwesenheitsrate und eine erhöhte Teilnahme am Unterricht fest (Hoyland et al., 2009, S.237). Auch zeigte die Interventionsgruppe, die ein Schulfrühstück erhalten hat, in den meisten Studien eine allgemeine Verbesserung der schulischen Leistungen im Gegensatz zu der Kontrollgruppe, die kein Schulfrühstück erhalten hat (Hoyland et al., 2009, S.233-235; Adolphus et al., 2013, S.22). Eine der Evaluationsstudien zeigte bei den durchgeführten Tests eine verbesserte Gedächtnisleistung bei der

Interventionsgruppe im Vergleich zur Leistung vor der Einführung des Frühstücksprogramms (vgl. Noriega et al., 2000; Hoyland et al., 2009, S. 235; Adolphus et al., 2016, S. 607). Worobey & Worobey (1999) stellten außerdem bei den Tests, die nach der Einführung des Schulfrühstücksprogramms gemacht wurden, eine Verbesserung bei Labyrinth-Aufgaben und Mustervergleichen fest. Anders war dies bei den durchgeführten Tests vor dem Schulfrühstücksprogramm (Hoyland et al., 2009, S.235; Adolphus et al., 2016, S. 606). Bis auf zwei zeigten alle der durchgeführten Evaluationsstudien einen positiven Effekt des Schulfrühstückprogramms auf die schulischen Leistungen der SuS. Die Zusammensetzung und der genaue Nährstoffgehalt des Schulfrühstücks, welches die SuS bei dem Programm erhalten haben, waren nicht genau bekannt.

Studien zum Einfluss von Frühstück auf die kognitive Leistungsfähigkeit

Neben den Evaluationsstudien gibt es auch die Studien, die den unmittelbaren Zusammenhang des Frühstücksverzehrs auf die kognitive Leistungsfähigkeit untersuchen. Die Studien untersuchten nicht nur den allgemeinen Einfluss auf kognitive Leistungen, sondern auch die Bestandteile und Qualität des Frühstücks und die Bedeutung des Frühstücks in Kombination mit oder ohne morgendliche Zwischenmahlzeit. Ebenso alters- und geschlechtsspezifische Einflüsse und die Bedeutung von Kohlenhydraten und dem Glykämischen Index (GI) auf die kognitive Leistungsfähigkeit. Im Folgenden werden die Ergebnisse der Übersichtsarbeiten und weiteren nationalen und internationalen Studien, die denselben Einflussfaktor untersuchten, dargestellt.

Frühstück vs. kein Frühstück

Die Mehrheit der Studienergebnisse stellten positive, kognitive Effekte des Frühstücksverzehrs im Vergleich zum Frühstücksverzicht fest. Die Unterschiede wurden vor allem dann deutlich, wenn die Tests innerhalb von vier Stunden nach Einnahme des Frühstücks durchgeführt wurden (Adolphus et al., 2016, S. 608). Die Effekte der jeweiligen untersuchten Kognitionsparameter sind jedoch nicht einheitlich, weshalb sie kein eindeutiges Ergebnis liefern. Der Frühstücksverzehr zeigte vor allem positive Effekte bei Aufmerksamkeits- und Gedächtnisleistungen. Hier lassen sich auch die Ergebnisse aufgrund der gleichen oder ähnlich benutzten Methoden und Tests der einzelnen Studien vergleichen (Hoyland et al., 2009, S.

232). In Süddeutschland wurde 2008 eine Studie von Widenhorn-Müller und Mitarbeitern zur Messung verschiedener kognitiver Leistungen veröffentlicht. Die Teilnehmenden waren zwischen 13 und 20 Jahren alt und wurden zufällig in zwei Gruppen aufgeteilt. Die Interventionsgruppe bekam eine Woche lang ein Frühstück bestehend aus Vollkornbrot, Nuss-Nugatcreme oder Marmelade, Butter und dazu Wasser oder Pfefferminztee, wohingegen die Kontrollgruppe kein Frühstück erhalten hatte. Zur Messung der kognitiven Leistungsfähigkeit wurden der Aufmerksamkeits-Belastungs-Test (d2) und der Lern- und Gedächtnistest (LGT-3) durchgeführt (Widenhorn-Müller u.a., 2008, S.280). Die Ergebnisse zeigten eine signifikante Verbesserung von kurzzeitigen Aufmerksamkeits- und Gedächtnisleistungen, aber keine langfristigen Effekte. Die Leistungen des visuell-räumlichen Gedächtnisses wurden vor allem bei Jungen verbessert. Es wurden keine Verbesserungen des verbalen Gedächtnisses festgestellt (Widenhorn-Müller u.a., 2008, S. 281). Mahoney et al. (2005, S.635) untersuchten in den USA bei Grundschulkindern im Alter von sechs bis elf Jahren die Effekte von zwei verschiedenen üblichen Frühstücks und keinem Frühstück auf die kognitive Leistungsfähigkeit. Sie konnten ebenfalls eine kurzzeitige verbesserte Leistung bei verschiedenen Gedächtnisleistungen, vor allem bei räumlichen Gedächtnisaufgaben, und visuellen Wahrnehmungsaufgaben feststellen. Hierbei waren die positiven Effekte bei der Einnahme von beiden Frühstückstypen im Vergleich zu keinem Frühstück zu erkennen (Mahoney et al., 2005, S.642-643). Dass eine morgendliche Mahlzeit die Aufmerksamkeit und das Gedächtnis verbessert, zeigte eine Studie mit 6 bis 16-jährigen SuS aus Großbritannien anhand verschiedener kognitiver Tests (Wesnes, K.A., Pincock, C. & Scholey, A., 2012, S.646). Wesnes et al. (2012, S.648-649) konnten mit ihren Untersuchungen zeigen, dass SuS mit Frühstück eine verbesserte Fähigkeit zur Fokussierung ihrer Aufmerksamkeit und die damit verbundene Ausblendung von potenziellen Ablenkungen aufwiesen. Die Aufmerksamkeit konnte außerdem länger aufrecht erhalten werden. Des Weiteren konnten sie sich Bilder besser einprägen und zwischen bekannten und neuen Bildern unterscheiden. Generell wiesen SuS, die frühstückten eine schnellere Antwortgeschwindigkeit auf und gaben weniger falsche Antworten als die, die nicht frühstückten. Cooper et al. stellten bei ihrer Untersuchung denselben Effekt fest. Bei den 12- bis 15-jährigen SuS aus Großbritannien verbesserte sich nach der Einnahme eines Frühstücks sowohl die Antwortgenauigkeit als auch die Antwortgeschwindigkeit, vor allem bei einem schwierigen und komplexen Aufgabenniveau (Cooper, S.B., Bandelow, S. & Nevill, M.E., 2011, S. 437). Auch mathematische Fähigkeiten könnten durch den Verzehr eines Frühstücks verbessert werden. Dies zeigte eine Studie, die Pivik et al. bei amerikanischen Kindern im Alter von 8-11 Jahren durchführten (Pivik, R.T., Tennal, K.B., Chapman, S.D. & Gu, Y., 2012, S.549). Die Anzahl korrekter Antworten erhöhte sich signifikant in dem Test nach der Einnahme eines Frühstücks im Vergleich zu dem Test vor dem Frühstück. Wohingegen die Antwortgeschwindigkeit vor dem Verzehr eines Frühstücks besser war als danach (Pivik et al., 2012, S. 551). Neben den genannten positiven Effekten einer morgendlichen Mahlzeit auf die kognitive Leistungsfähigkeit, stellten zwei Studien zusätzliche negative Effekte fest. Die SuS ohne Frühstück erzielten bessere Ergebnisse bei einem Kognitionstest, der die Leistungen der Aufmerksamkeit und des visuellen Kurzzeitgedächtnisses misst (vgl. Pollitt et al.; Smith et al.) (Zipp, A., 2016, S. 80-81; 84). Einige Studien erkannten außerdem keine signifikanten Unterschiede zwischen den Interventions- und den Kontrollgruppen (Hoyland et al., 2009, S. 223-231; Adolphus et al., 2016, S. 594-603). Insgesamt stellte die Mehrheit der Studien einen kurzfristigen positiven Effekt einer Frühstücksmahlzeit auf die kognitive Leistungsfähigkeit fest. Bei vielen wurden keine Unterschiede zwischen Frühstückseinnahme und Frühstücksverzicht beobachtet. Wenige Untersuchungen entdeckten in verschiedenen Bereichen der Kognition sowohl einen negativen als auch positiven Effekt und keine Studie fand einen rein negativen Einfluss des Frühstücksverzehrs auf die kognitive Leistungsfähigkeit heraus (vgl. Abbildung 4).

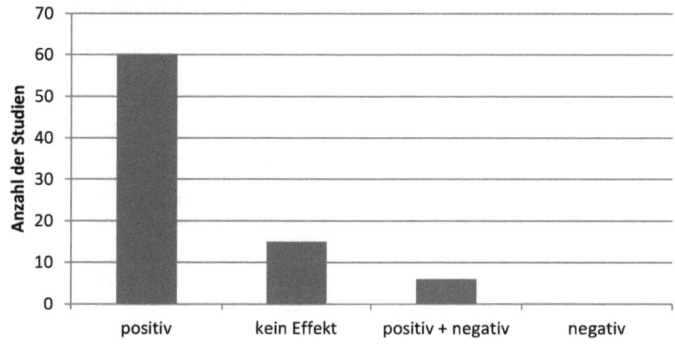

Abbildung 4: Übersicht der Ergebnisse der beteiligten Studien weltweit; eigene Zusammenstellung aus: Zipp, A., 2016, S. 106

Qualität und Größe des Frühstücks

Darüber hinaus untersuchten einige Studien auch welche Rolle die Menge und die Zusammensetzung des Frühstücks spielen. Hierbei wurde am häufigsten der Einfluss von Kohlenhydraten und die Bedeutung des GI untersucht. Mehrere Studien fanden einen Zusammenhang zwischen dem Verzehr von Lebensmitteln mit einem geringen GI und einer anschließenden verbesserten Aufmerksamkeits- und Gedächtnisleistung. In einer Studie wurde gezeigt, dass Haferflocken im Gegensatz zu verzehrfertigen Frühstückszerealien, RTEC genannt, oder einem Frühstücksverzicht eine besonders positive Auswirkung auf die kognitive Leistungsfähigkeit von SuS haben (Mahoney et al., 2005, S. 638). Nach dem Verzehr von kohlenhydratreichen Haferflocken mit einem geringen GI verbesserte sich die Leistung des räumlichen Gedächtnisses von den 6- bis 11-Jährigen und die Mädchen steigerten zusätzlich ihr Kurzzeitgedächtnis (Mahoney et al., 2005, S. 638; 643). Ein Frühstück bestehend aus Haferflocken hatte bei den 6- bis 8-Jährigen außerdem positive Auswirkungen auf die auditive Aufmerksamkeit. Dies zeigt, dass die Zusammensetzung des Frühstücks die jüngeren Kinder stärker beeinflusst als die älteren (Mahoney et al., 2005, S. 642-643). Beim Testen der visuellen Wahrnehmung erzielten Mädchen ohne Frühstück bessere Ergebnisse als diejenigen, die RTEC frühstückten, wohingegen Jungen nach dem Verzehr von RTEC eine bessere Leistung als ohne Frühstück erbrachten (Mahoney et al., 2005, S. 643). Zu einem selben Ergebnis wie Mahoney et al. kommen auch Wesnes et al. in ihrer Studie mit 9- bis 16-jährigen SuS aus Großbritannien (Wesnes, K.A., Pincock, C., Richardson, D., Helm, G. & Hails, S., 2003, S.329). Sie empfehlen ebenfalls ein kohlenhydratreiches Zerealien-Frühstück, denn mit ihm konnte das Leistungsdefizit am Morgen um mehr als die Hälfte reduziert werden. Dahingegen führten ein Frühstücksverzicht und ein glukosehaltiges Getränk zu einem immer größer werdenden Verlust der Aufmerksamkeits- und Gedächtnisleistungen im Verlauf des Schulmorgens (Wesnes et al., 2003, S. 331). Des Weiteren bekräftigen Micha et al. mit ihren Untersuchungen die Ergebnisse von Mahoney et al., indem sie in verschiedenen Kombinationen die Wirkung von Lebensmitteln mit hoher/niedriger GL und hohem/niedrigem GI auf die kognitive Leistungsfähigkeit untersuchten (Micha, R., Rogers, P.J. & Nelson, M., 2011, S. 1553). Die Testergebnisse ergaben wie in den Studien zuvor, dass eine Frühstücksmahlzeit mit einem niedrigen GI für SuS von Vorteil sein könnte, da sie die Leistungskurve länger konstant halten und allgemein die Gedächtnisleistungen verbessern kann. Jedoch zeigte ein Frühstück mit höherem GI positive Auswirkungen auf die Dauer der Informationsverarbeitung, damit einhergehend auch auf die Antwortgeschwindigkeit und ebenfalls auf die Aufmerksamkeit (Micha et al., 2011, S. 1559; Cooper et al., 2012, S. 1827). Demnach wird den SuS, um ihr volles Potenzial der kognitiven Leistungsfähigkeit ausschöpfen zu können, ein Frühstück mit einer hohen GL und einem niedrigen GI empfohlen. Eine Mahlzeit mit hoher GL sorgt für eine ausreichende Energiezufuhr und der niedrige GI hält die Leistungskurve konstant (Micha et al., 2011, S. 1557).

Bei einer Untersuchung von 1181 SuS aus verschiedenen Schulen in Dortmund wurden verschiedene Frühstücksmahlzeiten mit keiner Einnahme eines Frühstücks bezüglich der Arbeitsspeicherkapazität und der Konzentrationsfähigkeit verglichen. Die Auswertungen zeigten, dass alle SuS unabhängig von Klassenstufe und Zusammensetzung des Frühstücks, eine Verbesserung der Arbeitsspeicherkapazität und auch der Konzentrationsleistung aufzeigten, wenn sie frühstückten im Vergleich zu keinem Frühstück. Jedoch gab es bei den verschiedenen Frühstücksmahlzeiten unterschiedlich starke Verbesserungen der kognitiven Leistungen. Bei der Einnahme von einer Portion Obst und Gemüse zeigten die SuS keine so signifikante Steigerung der kognitiven Funktionen wie bei der Einnahme von einer Schokomilch (Zipp, A. & Eissing, G., 2019, S. 106). Die Kombination von den Kohlenhydraten und dem Fettanteil in der Schokomilch halten den Blutzuckerspiegel lange auf einem konstanten Level und führen daher zu einer lang anhaltenden Steigerung der kognitiven Leistungsfähigkeit (Zipp, A., & Eissing, G., 2019, S. 108).

Welchen Einfluss die Größe der Frühstücksmahlzeit auf die kognitiven Leistungen hat, untersuchten Benton und Jarvis in Wales. Aus den Ergebnissen der Studie geht hervor, dass die 9-jährigen Kinder, die ein zu kleines Frühstück mit weniger als 150 kcal einnahmen, schlechtere Konzentrationsleistungen erbrachten und leichter abgelenkt wurden, als diejenigen, deren Frühstück 150 kcal oder mehr enthielt. Zudem wurde der Einfluss einer Zwischenmahlzeit oder einem zweiten Frühstück in der Schule untersucht. In diesem Zusammenhang wurde festgestellt, dass Kinder, die morgens nicht oder kaum frühstückten, am meisten von einer Zwischenmahlzeit in der Schule profitierten. Dieser positive Effekt war bei Kindern, die ein mittleres (150-230 kcal) oder ein großes (>230 kcal) erstes Frühstück verzehrten nicht gegeben (Benton, D. & Jarvis, M., 2007, S. 383).

Zusammenfassend lässt sich sagen, dass eine Frühstücksmahlzeit genügend und langfristig Energie liefern soll. Mahlzeiten bestehend aus Zerealien, die reich an komplexen Kohlenhydraten sind oder Kombinationen aus Kohlenhydraten und Fetten, halten den Blutzuckerspiegel lange konstant und helfen somit einen Leistungsabfall im Laufe des Schulmorgens zu reduzieren oder zu verhindern. Dadurch bleibt nicht nur die Leistungskurve konstant, sondern die kognitiven Fähigkeiten wie die Aufmerksamkeits- und Gedächtnisleistungen werden zudem verbessert.

Weitere Einflussfaktoren

Welchen Einfluss eine Frühstücksmahlzeit auf die kognitive Leistungsfähigkeit hat, ist laut Untersuchungsergebnissen auch abhängig von dem vorherigen Ernährungsstatus des jeweiligen Kindes. In einigen Studien wurden gut ernährte Kinder und Jugendliche, mit welchen, die schlecht ernährt oder sogar unterernährt waren, verglichen. Die Ergebnisse zeigten, dass die schlecht- oder unterernährten SuS schlechtere kognitive Leistungen erbrachten, wenn sie nicht frühstückten. Bei den gut ernährten Kindern und Jugendlichen zeigte sich der Effekt hingegen nicht so deutlich (Herzing, M., 2011, S. 115).

Ein weiterer signifikanter Einflussfaktor ist der Migrationshintergrund sowie das Leistungsniveau. Eissing beschäftigte sich ebenfalls mit dem Zusammenhang einer Frühstücksmahlzeit auf die kognitive Leistungsfähigkeit, wobei er 14-jährige SuS einer Realschule des sehr hohen Sozialclusters1 mit denen aus einer Realschule des niedrigsten Sozialclusters 5 verglich. Die SuS der Schule des Sozialclusters 5 haben zu knapp der Hälfte einen Migrationshintergrund und im Vergleich dazu weisen die SuS aus der Schule des Sozialclusters 1 nur zu ca. 6 % einen Migrationshintergrund auf. Den Versuchsgruppen wurde über zwei Wochen lang in der ersten großen Pause ein reichhaltiges Frühstücksbuffet angeboten und die kognitiven Leistungen wurden mithilfe des „Kurztest allgemeine Intelligenzparameter KAI" gemessen (Eissing, G., 2011, S. 23). Die SuS, die ein gemeinsames Schulfrühstück einnahmen, zeigten einen signifikanten Anstieg der Arbeitsspeicherkapazität auf. Dabei erzielten die Probanden aus dem sehr niedrigen Sozialcluster 5 insgesamt 10% höhere Testwerte als die des Sozialclusters 1. Die Steigerung der Leistungsfähigkeit durch ein regelmäßiges Schulfrühstück und eine bessere Frühstücksqualität kann also auch einen höheren Intelligenzquotienten (IQ) herbeiführen (Eissing, G., 2011, S. 26). Auch Lien kommt zu dem Entschluss, dass ein tägliches Frühstück dazu beitragen kann, die schulischen Leistungen in Form des gehobenen Notendurchschnitts zu verbessern (Lien, L., 2006, S. 425).

Abschließend lässt sich sagen, dass die Mehrheit der durchgeführten Studien einen kurzfristigen positiven Effekt auf die kognitiven Leistungen der SuS feststellte. Ob und wie deutlich dieser Effekt gegeben war, ist außerdem abhängig von mehreren Faktoren wie dem Alter, Geschlecht, Ernährungsstatus und Migrationshintergrund der Probanden. Am deutlichsten zeigten sich Verbesserungen durch eine Frühstücksmahlzeit in den Aufmerksamkeits- und Gedächtnisleistungen der Kinder und Jugendlichen.

4 Diskussion der Ergebnisse

Trotz der hohen Anzahl an Studien sind die Ergebnisse nicht eindeutig, ob der Verzehr von Frühstück tatsächlich die kognitive Leistungsfähigkeit der SuS verbessert. Viele Wissenschaftler sind sich jedoch einig, dass die bisherigen Studien eine positive Einflussnahme des Frühstücks zeigen. Die Kurzzeitstudien belegen, dass kurzfristige, positive Effekte durch die Einnahme eines Frühstücks auf die Konzentrations- und Aufmerksamkeitsfähigkeit sowie auf verschiedene Gedächtnisleistungen zu erwarten sind. Das zeigt sich zum Beispiel daran, dass Tests zum Kurzzeitgedächtnis, Sprach- und Rechentests sowie Tests zur Problemlösefähigkeit und Aufmerksamkeit von Kindern und Jugendlichen, die kein Frühstück zu sich genommen hatten, langsamer und mit mehr Fehlern bewältigt wurden. Das Auslassen des Frühstücks zeigt also nachweislich negative Auswirkungen in verschiedenen Arten von kognitiven Leistungen. In den Studien werden verschiedene Gründe genannt, weshalb eine Frühstückseinnahme einen positiven Einfluss auf die kognitive Leistungsfähigkeit der SuS hat. Eine mögliche Erklärung für die höhere Leistungsfähigkeit nach dem Verzehr eines Frühstücks sind die generelle Energiezufuhr und der damit einhergehende höhere Blutzuckerspiegel und das geringere Hungergefühl. Im gesättigten Zustand fällt es Kindern möglicherweise leichter sich auf schulische Aufgaben zu konzentrieren (Cooper, S.B., Bandelow, S. & Nevill, M.E., 2011, S. 437). Auch Rampersaud et al. (2005, S. 752) nennen als Grund für die verbesserten Aufmerksamkeits- und

Gedächtnisleistungen, dass die Kinder und Jugendlichen nach der Einnahme eines Frühstücks keinen Hunger verspüren oder das Hungergefühl zumindest gelindert wurde. Auffallend ist jedoch, dass vor allem jüngere Kinder empfindlicher auf das Auslassen einer Frühstücksmahlzeit reagieren als ältere. Dies wird beim Vergleichen von Studien, die mit jüngeren Kindern und Jugendlichen oder jungen Erwachsenen durchgeführt wurden deutlich. Während der nächtlichen Fastenperiode finden Stoffwechselveränderungen statt. Die Stoffwechselrate von Kindern und Jugendlichen ist höher, als die von Erwachsenen und deshalb benötigt das Gehirn mehr Glukose und Sauerstoff, um die gleiche Leistung zu erbringen. Da Kinder und Jugendliche zum Einen meistens länger schlafen als Erwachsene und zum Anderen einen geringeren Muskelanteil besitzen und die Kapazität der körpereigenen Glukose somit begrenzt ist, zehren sie während des Schlafens in der Nacht deutlich stärker von ihren Glykogenspeichern (Hoyland et al., 2009, S. 220). Sie haben aufgrund von alters- und wachstumsbedingten Faktoren einen doppelt so hohen Glukoseverbrauch und zudem kleinere Glykogenspeicher als Erwachsene und reagieren deshalb empfindlicher auf das Auslassen einer Mahlzeit (Widenhorn-Müller et al., 2014, S. 284). Das bedeutet, dass eine morgendliche Mahlzeit vor allem für Kinder von großer Bedeutung ist, da besonders Jüngere durch die morgendliche Energieaufnahme in ihren kognitiven Leistungen unterstützt werden (Mahoney et al. 2005, S. 643). Es lässt sich also sagen, dass durch ein morgendliches Frühstück dem Körper Energie und Nährstoffe zugeführt werden und die Glykogenspeicher wieder aufgefüllt werden. Die Erhöhung des Blutzuckerspiegels und die daraus resultierende vermehrte Synthese von Neurotransmittern garantieren somit auch die Blutzuckerversorgung des Gehirns. Dies ist die Ursache für optimale geistige aber auch körperliche Leistungen. Ein Mahlzeitenverzicht oder Frühstücksverzicht können hingegen einem Stresszustand ähneln, welcher zu einer Verringerung der Aufmerksamkeits- und Gedächtnisleistungen führen könnte (Terschlüsen et al., 2010, S. 303). Des Weiteren wird der positive Effekt eines Frühstücks von dem vorherigen Ernährungsstatus der Probanden beeinflusst. Bei unterernährten Kindern und Jugendlichen zeigte sich der positive Effekt deutlicher. Terschlüsen et al. führen als Grund die effizientere, physiologische Nutzung der verzehrten Frühstücksmahlzeit bei unterernährten Kindern und Jugendlichen heran. Die Kinder und Jugendlichen könnten aufgrund der generellen Mangelernährung und des dadurch bedingten Nährstoff- und Energiemangels über bessere glukoseregulierende Fähigkeiten verfügen und deshalb mehr von einem Frühstück profitieren als gut ernährte Kinder (Terschlüsen et al., 2012, S. 306). Obwohl die Bereitstellung eines Schulfrühstücks positive Effekte in den meisten Evaluationsstudien zeigte, ist unklar, ob sich diese auf die Einnahme des Frühstücks zurückführen lassen oder ob diese nicht eher durch die gestiegene Anwesenheit und die damit regelmäßigere Teilnahme der SuS am Unterricht verursacht wurden. Gerade weil nicht detailliert bekannt ist, was für ein Frühstück die Teilnehmerinnen und Teilnehmer des Schulfrühstückprogramms erhalten haben und welchen genauen Nährstoffgehalt dieses hatte, lassen sich die verbesserten Leistungen nicht eindeutig auf das Frühstück zurückführen (Hoyland et al., 2009, S.237). Außerdem hängt der Effekt auch bei den Evaluationsstudien von dem vorherigen Ernährungsstatus der Probanden ab. So zeigten unterernährte Kinder und Jugendliche durch die Bereitstellung eines Schulfrühstücks ebenfalls deutlichere positive Effekte als die gut ernährten Kontrollgruppen.

Nicht nur die Frage, ob oder ob nicht gefrühstückt wird, scheint von Bedeutung zu sein, sondern auch die Menge und die Zusammensetzung des Frühstücks nimmt Einfluss auf die kognitive Leistungsfähigkeit von SuS. Wissenschaftler sind sich darüber einig, dass Menschen die besten kognitiven Leistungen erbringen, wenn sie einen gemäßigten stabilen Blutzuckerspiegel haben. Um einen optimalen Blutzuckerspiegel zu erreichen, ist es wichtig, komplexe Kohlenhydrate über die Nahrung aufzunehmen. Diese komplexen Kohlenhydrate, auch Vielfachzucker genannt, sind weitgehend unverdaulich, weshalb sie den Blutzuckerspiegel zwar gering, aber dafür langsam und langfristig anheben. Obwohl Einfachzucker, der in Haushaltszucker, Süßigkeiten und zuckerhaltigen Getränken enthalten ist, den Körper aufgrund seiner schnell verfügbaren Kohlenhydraten rascher mit Energie versorgen, sollte dieser dennoch vermieden werden. Grund dafür ist der schnelle und starke Anstieg der Glukosekonzentration im Blut, woraufhin die Bauchspeicheldrüse mit der unmittelbaren Ausschüttung größerer Mengen Insulin reagiert. Dieses beschleunigt die Aufnahme und Einspeicherung der Glukose in Leber, Muskeln und Fettgewebe. Der Körper wird also nur kurzfristig aufgeputscht und schon innerhalb einer halben Stunde sinkt der Blutzucker unter das Ausgangsniveau und daraus resultierend fühlt man sich noch müder und erschöpfter als zuvor. Die richtigen Kohlenhydrate für einen optimalen Blutzuckerspiegel und somit auch gute kognitive Leistungen sind hauptsächlich in stärke- und ballaststoffreichen Lebensmitteln wie zum Beispiel Vollkornprodukten, Gemüse, manchem Obst und Hülsenfrüchten enthalten. Eine länger andauernde Glukoseunterversorgung kann oftmals der Grund für Konzentrationsschwächen sein (Herzing, M., 2011, S. 104). Dies stimmt mit den optimiX-Empfehlungen und den Empfehlungen des FKE für die Frühstücksmahlzeit überein. Einem Frühstück bzw. Pausenfrühstück gemäß den Empfehlungen kommt deshalb eine besondere Bedeutung für die Steigerung der kognitiven Leistungs- und Konzentrationsfähigkeit beim Lernen zu. Dies belegen auch die Studienergebnisse von Mahoney und Mitarbeitern (2005, S. 638). Der Verzehr von Haferflocken zeigte besonders positive Effekte auf die kognitive Leistungsfähigkeit von Kindern und Jugendlichen im Vergleich zu RTEC oder dem Verzicht auf das Frühstück. Haferflocken haben einen hohen Ballaststoffgehalt und einen geringen GI im Gegensatz zu den ballaststoffarmen, hochglykämischen Frühstückszerealien, weshalb sie eine langsamere aber nachhaltigere Energiequelle darstellen. Als möglicher Grund, warum die Zusammensetzung des Frühstücks ebenfalls das Gehirn und somit die kognitive Leistungsfähigkeit beeinflusst, wird die Rate, in der die Kohlenhydrate verstoffwechselt werden angegeben (Mahoney et al., 2005, S. 643). Demnach gelangt bei Lebensmitteln mit einem geringen GI und hohen Ballaststoffgehalt die Glukose langsam und gleichmäßig in den Blutkreislauf und somit ins Gehirn, was eine leistungs- und gedächtnissteigernde Wirkung hat. Auch Mahlzeiten, die Kombinationen aus Kohlenhydraten und Fetten enthalten sind empfehlenswert, da sie den Blutzuckerspiegel ebenfalls lange konstant halten und somit ein Absinken der Leistungskurve verhindern. Deshalb zeigten die SuS, die in der Studie von Zipp und Eissing die Schokomilch verzehrten signifikante Verbesserungen der kognitiven Leistungen (Zipp, A. & Eissing, G., 2019, S. 106). Ferner wird durch fettreiche Mahlzeiten vermehrt das Hormon Cholezystokinin freigesetzt, welches an den Gedächtnisprozessen beteiligt ist (Terschlüsen et al., 2010, S. 303). Kohlenhydrate, Fette und Proteine sind die drei Energiequellen des Körpers. Laut den Referenzwerten der DGE sollten Kohlenhydrate ungefähr 55 %, Fette 30% und Proteine 15% der täglichen Gesamtenergiezufuhr ausmachen (DGE, 2011, S. 2). Frühstücksmahlzeiten sollten also so zusammengesetzt sein, dass sie eine große Menge an langsam verdaulichen Kohlenhydraten liefern und somit den Körper langfristig mit Energie versorgen. Entsprechende Studien, die die Qualität und Zusammensetzung des Frühstücks untersuchten, zeigten damit übereinstimmende Ergebnisse. Ein Frühstück mit den richtigen Nährstoffen konnte die kognitive

Leistungsfähigkeit am optimalsten verbessern und auch die Leistungskurve langfristig konstant halten.

Dass die Leistungsfähigkeit und somit die Leistungskurve eines Menschen im Laufe des Tages schwankt ist normal. Jedoch kann man dem mit den richtigen und zur richtigen Zeit eingenommenen Mahlzeiten entgegen wirken. Üblicherweise steigt die Leistungskurve über den Vormittag an, erreicht um ungefähr zehn Uhr ihren Höhepunkt, sinkt daraufhin zu einem Mittagstief und steigt dann am Nachmittag nochmal an, bevor sie am Abend wieder absinkt. Ein ausgewogenes Frühstück kann das Leistungstief am Morgen abfangen. Doch da besonders Kinder die aufgenommenen Nährstoffe nur in geringer Menge speichern können, ist eine Nachlieferung an Energie nötig, um ein Absinken der Leistungskurve zu verhindern (vgl. Abbildung 5) (Ministerium für Ländlichen Raum und Verbraucherschutz Baden-Württemberg, 2011, S.1). Neben den generellen Frühstücksmahlzeiten ist auch die Zusammensetzung wichtig. Wie bereits genannt sind Frühstücksmahlzeiten auf Getreidebasis, bestehend aus komplexen Kohlenhydraten empfehlenswert, da sie den Blutzuckerspiegel langfristig konstant halten. Sowohl die Studie von Wesnes et al. als auch die von Mahoney et al. zeigen, dass Mahlzeiten mit einem hohen GI den Blutzuckerspiegel schnell ansteigen lassen und den Körper nur kurzfristig mit Energie versorgen und die Leistungskurve danach schlagartig abfällt. Deshalb sollte das Frühstück aus den richtigen Lebensmitteln zusammengesetzt sein, um den Blutzuckerspiegel und somit die Leistungsfähigkeit lange konstant zu halten. Ein zweites Frühstück sollte für Nachschub an Energie sorgen, vor allem dann wenn SuS morgens ohne Frühstück aus dem Haus gehen (Herzing, M., 2011, S. 116).

Diese Abbildung wurde aus urheberrechtlichen Gründen von der Redaktion entfernt.

Abbildung 5: Leistungskurve mit und ohne Zwischenmahlzeiten; aus BeKi-Info 4, 2011, S. 1)

Trotz der genannten Gründe, dass der Verzehr eines Frühstücks die kognitiven Leistungen positiv beeinflusst, lässt sich die Forschungsfrage nicht eindeutig beantworten. Die verschiedenen Studien unterscheiden sich hinsichtlich der untersuchten Parameter, der angewandten Testverfahren zur Kognitionsmessung und des Studiendesigns stark voneinander. Hinzu kommen die Unterschiede in der Anzahl der Probanden, welche zwischen zwischen 10 und 1000 schwankt. Vor allem bei Studien mit einer kleinen Probandengruppe sind die Ergebnisse nicht aussagekräftig, wenn auf ein Crossover-Verfahren verzichtet wurde. Außerdem fanden manche Untersuchungen im Setting Schule statt, andere hingegen wurden im Labor durchgeführt. Man muss berücksichtigen, dass eine unbekannte Umgebung wie eine Laborsituation die Reaktionen der Probanden beeinflussen kann und somit nicht einer alltäglichen realen Schulsituation gleicht. Bei den quasi-experimentellen Studien wurden zudem weitere beeinflussende Faktoren, wie beispielsweise der genaue Einnahmezeitpunkt und die genaue Nährstoffzusammensetzung des Frühstücks nicht kontrolliert, was zum Teil zu verfälschten Ergebnissen führen kann. Aufgrund der zum Teil methodischen Schwächen kann die Validität und Reliabilität mancher Daten nicht gewährleistet werden. Darüber hinaus führen all diese genannten Gründe zu den teilweise unterschiedlichen Effekten einer Frühstücksmahlzeit auf die kognitive Leistungsfähigkeit. Hinsichtlich der zahlreichen unterschiedlichen Faktoren der einzelnen Studien, lassen sich die Ergebnisse nur teilweise miteinander vergleichen und erschweren eine Interpretation. Das wiederum lässt nur bedingt Rückschlüsse ziehen, inwieweit die Einnahme eines Frühstücks tatsächlich die kognitive Leistungsfähigkeit von Kindern und Jugendlichen positiv beeinflusst (Zipp, A., 2016, S. 106). Vor dem Hintergrund der hier aufgezeigten Kritik gegenüber den Studien, geben die Ergebnisse doch zahlreiche Hinweise darauf, dass Kinder und Jugendliche kognitive Leistungen besser bewältigen konnten, nachdem sie gefrühstückt haben. Durch die Versorgung mit Nährstoffen und Energie nach einem ausgewogenen Frühstück kann die optimale körperliche und kognitive Leistungsfähigkeit an einem Vormittag erreicht werden und das ist Voraussetzung für schulischen Erfolg. Es wäre jedoch übertrieben zu sagen, dass die Ernährung den größten Einfluss auf die kognitive Leistungsfähigkeit von SuS hätte. Gerade bei Kindern und Jugendlichen spielen andere Faktoren wie der sozioökonomische Status, die Bildung der Eltern und die allgemeine Familiensituation eine wichtige

Rolle und haben Einfluss auf die schulischen Leistungen der Kinder und Jugendlichen (Rampersaud et al., 2005, S. 752).

5 Resümee und Ausblick

Anhand der Studien, die zum Einfluss des Frühstücks auf die kognitive Leistungsfähigkeit durchgeführt wurden, wird ersichtlich, dass das Frühstück notwendig und wichtig ist. Die Ernährung beeinflusst nämlich nicht nur unsere Gesundheit, sondern hat, wie viele Untersuchungen zeigten, auch Einfluss auf das Gehirn und somit auf die geistige oder kognitive Leistungsfähigkeit. Da Kinder und Jugendliche sich noch im Wachstum befinden und der Körper sich verändert, ist es bei ihnen besonders wichtig den Körper mit ausreichend Energie und Nährstoffen zu versorgen. Deshalb sollte die Ernährung auf den Tagesablauf und auf die Bedürfnisse des Gehirns abgestimmt sein. Regelmäßige Mahlzeiten, wie das Frühstück und die Zwischenmahlzeit in der Schule, helfen dabei, das größtmögliche Potenzial der kognitiven Leistungsfähigkeit von SuS auszuschöpfen (Kiefer, I., 2007, S.38). Alle SuS sollten die gleiche Chance haben ihr geistiges Potenzial auszuschöpfen, um in der Schule erfolgreich zu sein. Doch angesichts der tatsächlichen Ernährungssituation und Frühstückshäufigkeit von Kindern und Jugendlichen in Deutschland, aber auch international, besteht Handlungsbedarf. Regelmäßige und geeignete Mahlzeiten sind eine Voraussetzung für eine optimale körperliche und geistige Leistungsfähigkeit. Doch wie anfangs erwähnt, frühstücken immer mehr Kinder und Jugendliche nicht mehr regelmäßig. Vor allem Kinder mit Migrationshintergrund verlassen oft ohne eine erste Mahlzeit am Morgen das Haus. Wie Studien zeigten, hängt die Frühstückshäufigkeit unter anderem mit dem sozioökonomischen Status und der Herkunft von Kindern und Jugendlichen zusammen. SuS mit Migrationshintergrund frühstücken seltener, als jene, die aus einer höheren Gesellschaftsschicht ohne Migrationshintergrund kommen. Ein Frühstück sollte für alle Kinder und Jugendlichen möglich gemacht werden. Um dies zu erreichen, sollte die große Bedeutung eines gesunden Frühstücks in der Schule thematisiert werden und bestenfalls sollte auch die Familie mit einbezogen werden. Des Weiteren ist es sinnvoll, ein gemeinsames Schulfrühstück anzubieten. Immer mehr Vereine, darunter auch der 2008 gegründete Verein brotZeit e.V. versorgen

SuS mit Mahlzeiten. Der Verein brotZeit e.V. hat es sich zur Aufgabe gemacht ein Frühstück für alle bereitzustellen. Mit diesem Konzept sollen häusliche Defizite ausgeglichen werden und es soll jedem Kind die Chance gegeben werden sich gleichermaßen auf den Unterricht konzentrieren zu können (brotZeit e.V.). Als Alternative könnte in jedem Klassenzimmer ein Frühstücksschrank eingerichtet oder zumindest ein Obstkorb bereitgestellt werden. An diesem können sich die SuS dann zu bestimmten Zeiten bedienen. So haben alle Kinder und Jugendlichen dieselbe Chance und Möglichkeit, ihr Potenzial in der Schule zu entfalten und erfolgreich zu sein. Bezüglich der durchgeführten Studien sollten in Zukunft die Testverfahren aneinander angeglichen oder vereinheitlicht werden. Dadurch würde es leichter fallen die Effekte, die durch eine Frühstücksmahlzeit auf die kognitiven Leistungen entstehen zu vergleichen und die Ergebnisse eindeutig zu interpretieren. Auch der Einfluss einer Zwischenmahlzeit wurde in der Forschung vernachlässigt und es mangelt an weiteren aussagekräftigen Studien. Was die Qualität und die Zusammensetzung des Frühstücks in Bezug auf die kognitive Leistungsfähigkeit angeht, gibt es schon aussagekräftige Studien zu dem Vorteil von Lebensmitteln mit einem niedrigen GI, jedoch könnten hier noch weitere Untersuchungen durchgeführt werden. Außerdem könnte man noch mehr die Gründe und Risiken eines Frühstücksverzichts erforschen und aufzeigen, anstatt nur die Vorteile einer Frühstücksmahlzeit zu nennen. Aus den erhobenen Daten könnte man Hinweise darauf schließen, wie sich die Einnahme eines regelmäßigen und gesunden Frühstücks fördern lässt.

Abschließend lässt sich sagen, dass der Verzehr von Frühstück nicht alleine die kognitive Leistungsfähigkeit von SuS verbessert. Jedoch hat eine Frühstücksmahlzeit positive Effekte auf verschiedene kognitive Leistungen. Nach einer morgendlichen Mahlzeit fällt es Kindern und Jugendlichen leichter aufmerksam mitzuarbeiten und sich über eine längere Zeit zu konzentrieren. Vor allem bei der Bearbeitung von komplexeren Aufgaben erweist sich die Einnahme eines Frühstücks als vorteilhaft. Insgesamt scheint der Verzehr eines Frühstücks, unabhängig davon was gegessen wird, im Vergleich zum Frühstücksverzicht für Kinder und Jugendliche im Schulalter nicht nur mit leistungsbezogenen, sondern auch mit gesundheitlichen und krankheitsvorbeugenden Vorteilen verbunden zu sein. Deshalb kann dem Frühstück auf jeden Fall eine wichtige Bedeutung zugesprochen werden.

Literaturverzeichnis

Adolphus, K., Lawton, C.L., Champ, C.L. & Dye, L. (2016). The Effects of Breakfast and Breakfast Composition on Cognition in Children and Adolescents: A systematic Review. *Advances in Nutrition,* 7(3), 590-612. Verfügbar unter: https://academic.oup.com/advances/article-abstract/7/3/590S/4558064[03.01.2020].

Adolphus, K., Lawton, C.L. & Dye, L. (2013). The effects of breakfast on behavior and academic performance in children and adolescents. *Frontiers in Human Neuroscience,* 425(7), 1-28. Verfügbar unter: https://dx.doi.org/10.3389%2Ffnhum.2013.00425[03.01.2020].

Alexy, U., Clausen, K. & Kersting, M. (2009). Die Ernährung gesunder Kinder und Jugendlicher nach dem Konzept der Optimierten Mischkost. *Ernährungs Umschau,* 3(08), 168-177. Verfügbar unter: https://www.ernaehrungs-umschau.de/fileadmin/Ernaehrungs-Umschau/pdfs/pdf_2008/03_08/EU03_168_177.qxd.pdf[30.12.2019].

Alexy, U. & Kersting, M. (2011). Frühstück von Kindern und Jugendlichen – aktuelle Trends. In Schönberger, G. & Methfessel, B. (Hrsg.), *Mahlzeiten – Alte Last oder neue Lust?* (71-78). Wiesbaden: VS Verlag.

Alexy, U., Wicher, M. & Kersting, M. (2010). Breakfast trends in children and adolescents: frequency and quality. *Public Health Nutrition*, 13(11), 1795–1802. Verfügbar unter: https://doi.org/10.1017/S1368980010000091[14.12.2019].

Artelt, C. & Wirth, J. (2014). Kognition und Metakognition. In Seidel, T. & Krapp, A. (Hrsg.), *Pädagogische Psychologie, 6. Auflage* (167-192). Weinheim: Beltz.

Benton, D. & Jarvis, M. (2007). The role of breakfast and a mid-morning snack on the ability of children to concentrate at school. *Physiology & Behavior,* 90(2-3), 382-385.

brotZeit e.V. *Was ist Brotzeit?.* Verfügbar unter: https://www.brotzeitfuerkinder.com/was-ist-brotzeit/[19.01.2020].

Cooper, S.B., Bandelow, S. & Nevill, M.E. (2011). Breakfast consumption and cognitive function in adolescent schoolchildren. *Physiology & Behavior,* 103(5), 431-439. Verfügbar unter: https://dx.doi.org/10.1016/j.physbeh.2011.03.018[03.01.2020].

Cooper, S.B., Bandelow, S., Nute, M.L., Morris, J.G. & Nevill, M.E. (2012). Breakfast glycaemic index and cognitive function in adolescent school children. *British Journal of Nutrition,* 107(12), 1823-1832. Verfügbar unter: https://dx.doi.org/10.1017/S0007114511005022[03.01.2020].

Deutsche Gesellschaft für Ernährung e.V. (DGE). (2014). Das ideale Pausenfrühstück: Was sollen Kinder mit in die Schule nehmen?: *DGE gibt Tipps für das Pausenbrot. DGEaktuell.* Verfügbar unter: https://www.dge.de/uploads/media/DGE-Pressemeldung-aktuell-06-2014-pausenfruehstueck.pdf[30.12.2019].

Deutsche Gesellschaft für Ernährung e.V. (DGE). (2011). Richtwerte für die Energiezufuhr aus Kohlenhydraten und Fett. *DGE-Position,* 1-4. Verfügbar unter: https://www.dge.de/fileadmin/public/doc/ws/position/DGE-Positionspapier-Richtwerte-Energiezufuhr-KH-und-Fett.pdf[16.01.2020].

Dubois, L., Girard, M., Potvin Kent, M., Farmer, A. & Tatone-Tokuda, F. (2009). Breakfast skipping is associated with differences in meal patterns, macronutrient intakes and overweight among pre-school children. *Public Health Nutrition,* 12(1), 19-28. Verfügbar unter: https://doi.org/10.1017/S1368980008001894[14.12.2019].

Eichinger, L. M. (2018). Das deutsche Wort *Frühstück.* In Wierlacher, A. (Hrsg.), *Kulinaristik des Frühstücks. Breakfast Across Cultures. Analysen – Theorien – Perspektiven* (367-373). München: iudicium.

Eissing, G. (2011). Einfluss der Frühstücksqualität auf die mentale Leistung. *Ernährung und Medizin,* 26, 22-27. Verfügbar unter: http://professur-guv.de/assets/downloads/Eissing_Fr__hst__ck_mentale_Leistung_e_m_1_2011.pdf[30.12.2019].

Gruber, H. & Stamouli, E. (2015). Intelligenz und Vorwissen. In Wild, E. & Möller, J. (Hrsg.), *Pädagogische Psychologie, 2. Auflage,* (25-44). Berlin Heidelberg: Springer.

HBSC- Studienverbund Deutschland (2015). Studie Health Behaviour in School-aged-Children – Faktenblatt „Häufigkeit des Frühstücks bei Kindern und Jugendlichen 2013/2014". Verfügbar unter: http://www.gbe-bund.de/pdf/Faktenbl_fruehstueck_2013_14.pdf[15.12.2019].

Herzing, M. (2011). Lernen geht durch den Magen: *Wie Ernährung die geistige Leistungsfähigkeit unserer Kinder beeinflusst.* Marburg: Tectum Verlag.

Hoyland, A., Dye, L. & Lawton, C. L. (2009). A systematic review of the effect of breakfast on the cognitive performance of children and adolescents. *Nutrition Research Reviews,* 22, 220-243. Verfügbar unter: https://dx.doi.org/10.1017/S0954422409990175[03.01.2020].

Karatzi, K., Moschonis, G., Barouti, A.A., Lionis, C., Chrousos, G. P. & Manios, Y. (2014). Dietary patterns and breakfast consumption in relation to insulin resistance in children. The Healthy Growth Study. *Public Health Nutrition,* 17(12), 2790-2797. Verfügbar unter: https://www.cambridge.org/core/services/aop-cambridge-core/content/view/S1368980013003327[14.12.2019].

Kersting, M. (Hrsg.) (2009). Kinderernährung aktuell: Schwerpunkte für Gesundheitsförderung und Prävention. Sulzbach im Taunus: Umschau Zeitschriftenverlag.

Kersting, M., Alexy, U., Kroke, A. & Lentze, M. J. (2004). Kinderernährung in Deutschland: Ergebnisse der DONALD-Studie. *Bundesgesundheitsblatt- Gesundheitsforsch- Gesundheitsschutz,* 47, 213-218. Verfügbar unter: http://kinderumweltgesundheit.de/index2/pdf/themen/Ernaehrung/BGBL_47_kinderer naehrung.pdf[15.12.2019].

Kersting, M., Alexy, U. & Rothmann, N. (2003). Fakten zur Kinderernährung. München: Marseille.

Kiefer, I. (2007). Schlau geschlemmt. *Gehirn & Geist,* 5, 36-43. Verfügbar unter: https://www.spektrum.de/magazin/schlau-geschlemmt/868933[02.01.2020].

Kircher, J. & Kohlenberg-Müller, K. (2012). Frühstücksgewohnheiten und kognitive Leistungsfähigkeit bei Kindern und Jugendlichen: Wie gesichert sind die Zusammenhänge?. *Ernärhungs Umschau,* 59(06), 312-318. Verfügbar unter: https://www.ernaehrungs-umschau.de/print-artikel/22-05-2012-fruehstuecksgewohnheiten-und-kognitive-leistungsfaehigkeit-bei-kindern-und-jugendlichen/[02.02.2020].

Kuntz, B., Glese, L., Varnaccia, G., Rattay, P., Mensink, G. B. M. & Lampert, Th. (2017). Soziale Determinanten des täglichen Frühstücksverzehrs bei Schülern in Deutschland: Ergebnisse der KiGGS-Studie – Erste Folgebefragung (KiGGS-Welle 1). *Prävention und Gesundheitsförderung,* 13, 53-62. Verfügbar unter: https://link.springer.com/content/pdf/10.1007%2Fs11553-017-0603-4.pdf[15.12.2019].

Lien, L. (2007). Is breakfast consumption related to mental distress and academic performance in adolescents?. *Public Health Nutrition,* 10(4), 422-428. Verfügbar unter: https://doi.org/10.1017/S1368980007258550[03.01.2020].

Mahoney, C.R., Taylor, H.A., Kanarek, R.B. & Samuel, P. (2005). Effect of breakfast composition on cognitive processes in elementary school children. *Physiology & Behavior,* 85(2005), 635-645. Verfügbar unter: https://doi.org/10.1097/DBP.0b013e31823f2f35[03.01.2020].

Mensink, G. B. M., Heseker, H., Richter, A., Stahl, A. & Vohmann, C. (2007). Ernährungsstudie als KiGGSModul (EsKiMo). Forschungsbericht. Verfügbar unter: https://edoc.rki.de/bitstream/handle/176904/552/29R1BsXR8XBc.pdf?sequence=1&isAllowed=y[15.12.2019].

Micha, R., Rogers, P.J. & Nelson, M. (2011). Glycaemic index and glycaemic load of breakfast predict cognitive function and mood in school children: a randomised controlled trial. *British Journal of Nutrition,* 106(10), 1552-1561. Verfügbar unter: https://dx.doi.org/10.1017/S0007114511002303[03.01.2020].

Ministerium für Ländlichen Raum und Verbraucherschutz Baden-Württemberg. (2015). Frühstück. *BeKi Info 4, 70,* 1-4. Verfügbar unter: https://mlr.baden-wuerttemberg.de/fileadmin/redaktion/m-mlr/intern/dateien/publikationen/Info4_Fruehstueck.pdf[10.01.2020].

Müller, M. J., Seiberl, J., Plachta-Danielzik, S., Franze, M., Hoffmann, W. & Splieth, C. H. (2009). Das Schulfrühstück von 9- bis 13-jährigen Kindern: Erfahrungen von GeKoKids (Gesundheitskompetenz bei Kindern in der Schule). *Ernährungs Umschau,* 56(09), 498–505. Verfügbar unter: https://www.ernaehrungs-umschau.de/fileadmin/Ernaehrungs-Umschau/pdfs/pfd_2009/09_09/EU09_498_505.qxd.pdf[30.12.2019].

O'Neil, C. E., Byrd-Bredbenner, C., Hayes, D., Jana, L., Klinger, S. E. & Stephenson-Martin, S. (2014). The Role of Breakfast in Health: Definition and Criteria for a Quality Breakfast. *Journal of the Academy of Nutrition and Dietetics*, 114(12), 8-26. Verfügbar unter: https://doi.org/10.1016/j.jand.2014.08.022[14.12.2019]

Pivik, R.T., Tennal, K.B., Chapman, S.D. & Gu, Y. (2012). Eating breakfast enhances the efficiency of neural networks engaged during mental arithmetic in school-aged children. *Physiology & Behavior,* 106(4), 548-555. Verfügbar unter: https://doi.org/10.1016/j.physbeh.2012.03.034[03.01.2020].

Rampersaud, G.C., Pereira, M.A., Girard, B.L., Adams, J. & Metzl, J.D. (2005). Breakfast Habits, Nutritional Status, Body Weight, and Academic Performance in Children and Adolescents. *Journal oft he American Dietetic Association,* 105(5), 743-760. Verfügbar unter: https://doi.org/10.1016/j.jada.2005.02.007[03.01.2020].

Schmitz, R., Ellert, U., Gutsche, J., Poethko-Müller, C., Ryl, L., Schlack, R. & Ziese, T. (2014). KiGGS: Die Gesundheit von Kindern und Jugendlichen in Deutschland - 2013. Verfügbar unter: https://www.kiggs-studie.de/fileadmin/KiGGS-Dokumente/kiggs_tn_broschuere_web.pdf[15.12.2019].

Terschlüsen, A. M., Müller, K., Willinger, K. & Kersting, M. (2010). Der Einfluss von Mahlzeiten, Nährstoffen und Flüssigkeit auf die kognitive Leistungsfähigkeit bei Kindern. *Ernährungs Umschau,* 57(06), 302-307. Verfügbar unter: https://www.ernaehrungs-umschau.de/fileadmin/Ernaehrungs-Umschau/pdfs/pdf_2010/06_10/EU06_2010_302_307.qxd.pdf[30.12.2019].

Weltgesundheitsorganisation. (2016). Ernährungsgewohnheiten von Jugendlichen: Faktenblatt (HBSC) 2013/2014, 1-4. Verfügbar unter: http://hbsc-germany.de/wp-content/uploads/2016/03/WHO-HBSC_factsheet_Diet__GR_AW.pdf[15.12.2019].

Wesnes, K.A., Pincock, C., Richardson, D., Helm, G. & Hails, S. (2003). Breakfast reduces declines in attention and memory over the morning in schoolchildren. *Appetite,* 41(3), 329-331. Verfügbar unter: https://dx.doi.org/10.1016/j.appet.2003.08.009[04.01.2020].

Wesnes, K.A., Pincock, C. & Scholey, A. (2012). Breakfast is associated with enhanced cognitive function in schoolchildren. An internet based study. *Appetite,* 59(3), 646-649. Verfügbar unter: https://dx.doi.org/10.1016/j.appet.2012.08.008[03.01.2020].

Widenhorn-Müller, K., Hille, K., Klenk, J. & Weiland, U. (2008). Influence of having breakfast on cognitive performance and mood in 13-to-20-year-old high school students: Results of a crossover trial. *Pediatrics,* 122(2), 279-284. Verfügbar unter: https://pdfs.semanticscholar.org/b37b/d616f925dfb76f683b30ee3d233b3a2ca39b.pdf ?_ga=2.66138154.567407719.1576363273-799550590.1576363273[14.12.2019].

Zipp, A. (2016). Einflussnahme des Schulfrühstücks auf die kognitive Leistungsfähigkeit von Kindern und Jugendlichen. Hamburg: Verlag Dr. Kovac.

Zipp, A. & Eissing, G. (2018). Studies on the influence of breakfast on the mental performance of school children and adolescents. *Journal of Public Health: From Theory to Practice,* 27, 103-110. Verfügbar unter: https://link.springer.com/content/pdf/10.1007%2Fs10389-018-0926-4.pdf[03.01.2020].

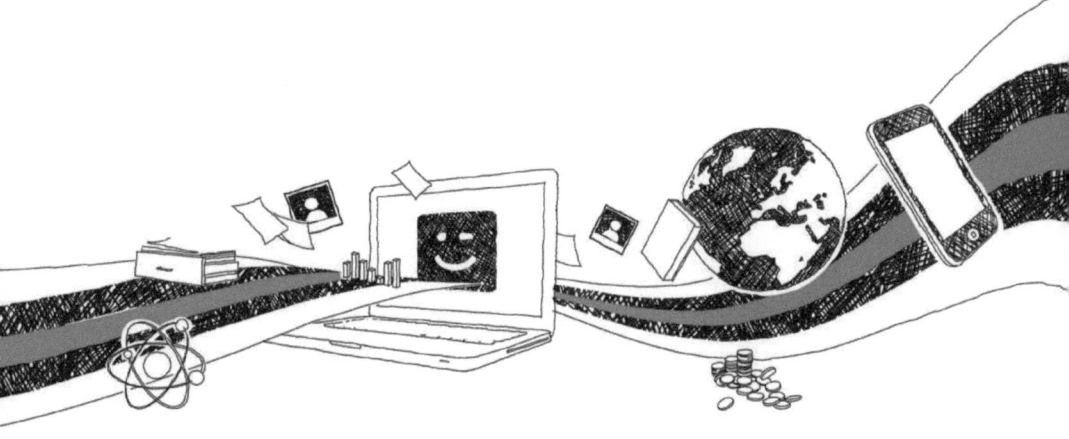
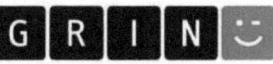